溫醫師MBC養生功法

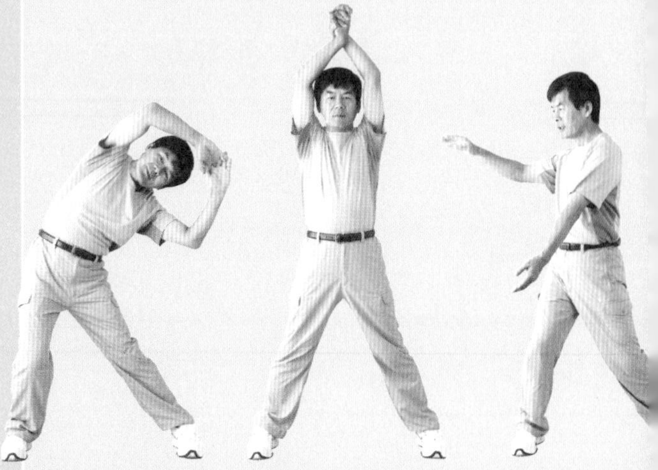

撑筋拔骨　治百病

骨正筋揉　氣血暢流

謹以此書獻給我最敬愛的太極拳老師—

房承基老師

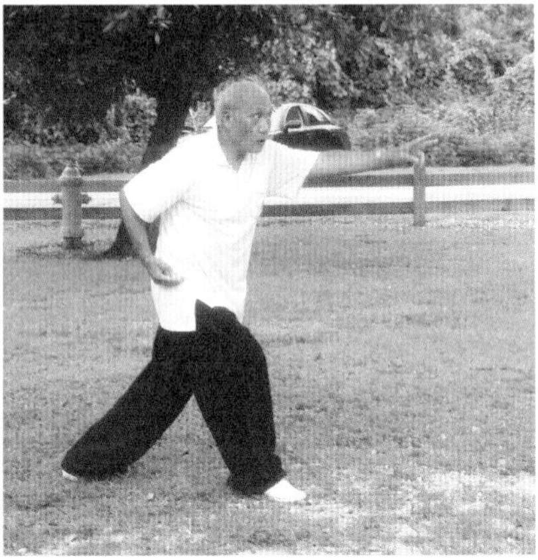

推薦序1

慢・活——自律神經的平衡

你可能聽過或看過有關「慢活」這個名詞，可是在一切都講求速度、追求效率的今天，又有多少人能夠以輕鬆的心情、不疾不徐的步調生活呢？從事抗衰老醫療逾十五年，我一直都非常注重身心靈平衡，因為我深信一個人健康與否，絕對與身心靈的平衡脫離不了關係。生活緊張的人，初期可能只會覺得肩頸酸痛，長期下來，腸胃功能變差、心悸、失眠等擾人的症狀就會慢慢浮現，而這一切都跟自律神經失調有很大的關聯。

自律神經是周邊神經系統的一部分，可以分為2大分系：交感神經與副交感神經，兩者的作用是互相拮抗的，前者是警覺系統，後者則是休息系統。大部分的器官都同時受交感神經及副交感神經支配，交感神經興奮時會讓瞳孔放大、心跳加速、支氣管擴張、腸胃消化功能也會受到抑制；而副交感神經興奮時會讓瞳孔縮小、心跳減緩、支氣管收縮、腸胃消化功能也會被促進。以前我們一直認為自律神經的運作無法察覺，也無法用意識控制，但是近年來卻有很多研究發現，我們其實可以透過放鬆心情、把生活節奏放慢，就可以讓交感神經和副交感神經趨於平衡。

溫醫師是腫瘤科醫師，接觸的都是癌症患者，也因此受到啟發，想要了解癌症發生的原因，以期能幫助健康人預防癌症發生。現代人的壓力大，步調快，隨時保持在警覺狀態，交感神經也就一直維持在興奮狀態，長期下來也會影響我們的免疫力。交感神經佔優勢時，免疫系統中的顆粒球會增加，然後不斷尋覓、攻擊，釋放的自由基不僅會殺死異物和細菌，也會破壞正常組織，造成發炎；副交感神經佔優勢時，淋巴球會增加，然後有目標地毒殺受病毒感染的細胞或癌細胞。由此可見，當交感神經長期佔上風，身體容易發炎，清除變異細胞的能力也會變弱，癌症風險大大提升。

我和溫醫師是醫學院同學，看見他專注於氣功養生這個領域，這樣的投入與執著精神，實在令人敬佩。溫醫師近幾年回到國內，我們才有機會互相交流，在聚會中多次聊起運動對健康的益處。溫醫師這套MBC養生功法結合呼吸法及慢動作，專注在緩慢的動作中，感受身體的訊息，沉澱心情，讓自律神經的調節變得更具體，自然就可以達到保健抗老的效果。這套養生功法動作簡單不複雜，每天只需要撥出20～30分鐘，符合忙碌的現代人需求，更能規律且持續進行，非常值得推廣。

安法抗衰老診所院長
王桂良

推薦序2

科技人抒壓健體的保養良方

本公司福委會為員工舉辦的健康講座，有幸邀請溫醫師分享MBC養生功法，我也請內人及好友一起參加，由於溫醫師細心教導及同仁反應熱烈而連辦了二場。

溫醫師以專業醫師的背景，用西方醫學的原理說明呼吸吐納對血管擴張和為缺氧細胞補充養分的作用和影響，更結合氣功、太極拳、打坐、瑜珈而發展出六招MBC養生功法，以我多年學習氣功的經驗，溫醫師的MBC養生功法簡單易學，對工作壓力大又沒時間運動的科技人，是個不錯的選擇及有效的方法，只要持之以恆經常練習，對壓力的抒解、筋骨的舒緩和提升免疫力，會有很大的助益。

這次溫醫師將MBC養生功法，著作成書加上DVD的實際操作，若學習者可以反覆不斷的跟著練習，相信一段時間後，就可以看到一定的成效。

盟立自動化股份有限公司董事長兼總裁

孫弘

推薦序3

持之以恆融入生活之中

新竹郵局為因應同仁身心靈養生所需，並慕名溫醫師行醫濟世的胸懷，特於98年10月間禮聘溫醫師至局「以生理學觀點談MBC養生功法」做專題演講，獲得同仁熱烈的迴響。

醫師在演講過程中，最獨特之處是在教導呼吸吐納與每個式子之前，先闡述相關的西醫醫理根據，具備了這些基礎的概念之後，渴望學習的力量如泉水般的湧出，實際學習了呼吸吐納與做幾個式子，心中充滿了踏實感，這是培養這套功法很好的開始。

對一個事業團體而言，員工的健康是公司最大的資產，就在去年，我們經營團隊的少數精英，健康亮起紅燈，愈發提醒我，員工身心與抒壓的重要。有幸能夠近距離學習「呼吸吐納與六個式子」的方法與要領，不僅了解到這套養生功法對身心的助益，尤其適合繁忙的現代人，從現在開始，只要每天騰出片刻的時間，透過此著作與教學DV

D，養成「每天練，輕鬆做」的好習慣，持之以恆融入生活之中，相信對自己的健康一定受用不盡。

這本著作，非常難能可貴的是作者從西醫醫理的觀點，詮釋這套養生功法，極具說服力，說它「字字珠璣」，實不為過。我願向大家推薦這本充滿專業智慧的健康書。

中華郵政股份有限公司新竹郵局　經理

孫群亞

推薦序4

使人受益良多的養生功法

溫碧謙醫師是佛州邁阿密大學醫學院的放射腫瘤科教授兼著名癌症中心，他在放射腫瘤的專業性深受肯定，被選為美國放射腫瘤專科醫師之筆試與口試的考官，以及放射腫瘤檢核筆試委員會主席。他不但精通西醫，同時也不忘研究中醫氣功打坐、穴道等養生功法。欲以健康養生法來減少疾病。

經過二十多年的融會貫通，他精細地挑選，綜合成六式養生功法，再搭配呼吸吐納法，可運動全身肌肉、伸張各關節、清除疲勞及舒暢神經。這些動作簡單易學，可隨時隨地練習，無須設備儀器，讓人受益良多。

溫醫師以西醫之生理機能解釋奧妙功法，以科學觀點說明氣功、穴道、太極拳、打坐和瑜珈等原理，促進中西觀念之再進。例如以肌肉生理等的「等長」收縮來解釋看似不動招式的站樁抱球，以達拉身拔骨之效。當招式轉換時，肌肉長短變更，肌肉以「等張」收縮轉動關節，促進活動機能，可使血氣旺盛。

爾後，溫醫師陸續進行了十幾場的演講示範，許多聽眾紛紛要求開班，以便充分學習鍛鍊，應眾人之邀，他於竹東開了兩班，效果非常顯著。進行問卷調查時，大多學員們都給予養生功法，包含有益健康，活力充沛；改善疲勞與睡眠；非常值得，欲繼續練習……等良好的評價。

本書第四章，以問答的方式，簡單明瞭地闡述這養生功法的諸多問題，有助於讀者充分了解，這是一本非常值得推薦的好書。

美國佛州國際大學神經科學教授
陳春帆

推薦序5

身體力行的實踐家

追求整體美，向來是我奉行不悖的精神，但在美的前提之下，如何兼顧健康，也是現代人一項重要的課題。除了透過生活習慣、飲食等的控制之外，運動不但可以幫助我們維持優美的身形，更可以延緩老化、活化內部器官。或許你會問，那該選擇什麼樣的運動呢？我的答案是因人而異，選擇自己最可行，也最適合的運動即可，如走路、騎單車等，將運動生活化，唯有如此，方可力行不輟，相信假以時日，身體回饋給你的，將會讓你宛如新生。

溫醫師不單單從西醫的角度來闡述傳統的氣功，同時也融入了許多的體育概念，為氣功帶來許多嶄新的氣象。他的視野相當開闊，並不以自己的專業自恃，相反的，願意試著從其他不同的領域，來驗證這套養生功法，其精神令人感佩。鮮少有醫者如溫醫師般，將二十多年的追尋體悟，化作實務可行的養生功法六式，他還特別強調「意、氣、身、形」，一面專注且安靜地進行，一面去體會動作的意境，以達到內外相合的境界。

這套養生功法有三項特點，第一、實用性高，每天6個動作，每次10～15分鐘，沒有任何限制，隨時隨地可做；第二、安全性足夠，溫醫師以醫師的背景，針對養生功法的特點、好處，提出簡單易懂的說明，告訴讀者為什麼，目的是讓讀者信服後，方能全心全意進行養生功法的練習；第三、效果大，溫醫師曾在竹東開班授課，獲得許多學員熱烈的迴響，不少人表示自從學了養生功法後，睡眠品質改善，也變得不再容易疲憊。

如果你還在尋找適合自己的運動，我誠摯推薦這套養生功法，值得你親身去嘗試。

中國文化大學體育系教授

彭淑美

推薦序6

一絲不苟的醫者心

數年前有緣和溫醫師一起修學太極廿四式。溫醫師認真好學，窮理覓新，每日三時晨起，靜坐修心，太極練氣，日復一日，年復一年，恆持有功。不多時，已在同儕之上。許多人練功不求甚解，而溫醫師卻翻遍醫書，由人體組織結構和氣血運行相互比較，反覆驗證、推敲，一本一絲不苟的醫者心，務必信解而後能精。

溫醫師有鑑於一般人學太極拳，動則須數十年的功夫才能登堂入室。現代人心浮氣盛，疏於恆心，十之八九難成大器。因此，溫醫師近年來極力鼓吹以養生為目的的太極氣功。這套功法與一般所見二十四式、八十八式和一百零八式或陳、楊、鄭氏太極都不盡相同，但它已取其精華，化繁為簡，以呼吸吐納、太極起式、側拉身、拔骨、倒轉乾坤、站樁抱球、雲手等易學招式，或單獨練習，或串連一氣，不為搏擊或表演為名，純以自我修習，以達到短期見效，長期練身、練氣的目的。

名醫醫病，良醫醫人。溫醫師平日即視病如親，如今身懷寶物更無私藏之心。他經常於各種不同的場合，熱心的帶動大家一起來修學這門簡易的養生功法。我因緣際會，曾多次參與盛會，並在溫醫師家中學習多時，因此更能體會他有心分享所學的殷切之心。

這是門平和柔軟，每次練習，30分鐘上下，足以讓你全身舒暢。而且，只須臥牛之地就可演練，非常適合經常出差在外的人士修學。本人和幾位經理級的朋友，都經常在旅館房間內就地施展。然而，和所有的修習功課一樣，不論何種年齡，把握當下，現在就是你開始練習的最好時間，不要等到四肢僵直，連轉身都困難時，那就連興嘆都遲了，並且修習不怕慢，但是切忌一曝十寒，而終至一事無成。

這套功法雖然不是溫醫師所創，但是對各功式的細微處有這麼深的了解體會和推己及人的心念與期許人人健康，遠離病痛的慈悲，在這個時代可真算是鳳毛麟角了。

美國龍盟機械公司總經理
蔡長治

推薦序7

碧樹菩提心　謙謙養生法

碧謙兄是我就讀高醫醫學系的同班同學，為人誠如其名，是一位謙謙君子；他出國投入癌症醫療工作後，更是一位專業盡責、視病猶親的良醫。得知他要出版這本以西醫科學視角來詮釋氣功的養生書《溫醫師ＭＢＣ養生功法》，著實令我感佩，因其撰書動機非常單純，緣起於期盼人們遠離病痛的慈悲。

他在癌症領域行醫多年，經過臨床醫學治療以及學理研究省思而歸納出：疾病除了接受醫學專業療程以醫治病症之外，倘若再有一套可以復原養生、改善體質，甚至能夠預防保健與提升免疫力的運動，應是對抗疾病的有效之道。於是溫醫師又將此一想法落實了下來，他以個人長期學習太極氣功的心得，加上結合西醫的醫理驗證而研發出這套特別強調呼吸吐納與打坐禪修的ＭＢＣ養生功法。

在該書中，溫醫師以通俗、簡淺易懂的文字說明筋絡穴道與神經解剖學的關係、講述心肺功能與血液循環等原理，並配合圖解示範練功的招式以引導修習者正確練身和練氣，以進一步達到活化人體細胞、修復受傷組織、潔淨體內環境、放鬆肌肉與舒暢全身的效果，而且還能夠預防五十肩及退化性關節炎。此外，該書內容還集結了有關養生功法的Q＆A，由溫醫師為修習者於練功時所產生的疑問來解惑；書末亦有學員們的修習感想，可以提供給讀者參考。

有鑑於現代人的生活忙碌，運動時間有限；工作壓力大，身心抒解不足，職是之故，我要極力推薦溫醫師這本促進現代人之健康，並能藉此修身養性的好書—《溫醫師MBC養生功法》。期待我們每一個人，無論男女老少，都能一起來練功運動，學好這套簡易且每天只要10～15分鐘的功法，健康美麗的人生將就此展開！

高雄醫學大學副校長
鐘育志

自序 願與大眾結養生緣

記得當初加入放射腫瘤科時，如何用最好的治療技術來擊退癌症，成為我首要之責，行之多年後，其成效總是憂喜參半，有活得好好的，也有沒救回來的，一顆心隨著癌症治療的成功與否打轉著。每當結束療程後，我總會在心中期盼病患的癌症不要復發。

已有研究證明乳癌的病患在手術、化療及放療後，經常運動者癌症復發的機率大幅低於不運動者。再者，若有一套簡單易行的運動方法，使身體免疫細胞得以充分發揮功能，一定可以減少癌症的發生率。仔細思量，過濾了所有可能誘發癌症的因子後，發現除了飲食與運動之外，也要試著學會放鬆，因為放鬆可以降低自由基的產生（見第一章50頁自由基的解釋）。

然而現代人，工作如此的繁忙，時間的支配變成一大考驗，常常是忙得連吃飯的時間都沒有，哪有閒功夫做運動，加上一般真正有效的運動往往非得花上半個小時以上才能見效。如何能在每天擠出15～30分鐘的時間內，有效的照顧自己的身體，並不是件容易的事。

最近幾年，向房承基老師學太極氣功，發現古老的中國諺語「撐筋拔骨治百病」確實有它的道理。它原本就是一套養生保健的方法，用來維持骨骼功能，使筋骨鬆軟，通暢血管，神經功能得以發揮，免疫力自然增加，以達到延年益壽的效果。

基於這些理由，我將過去所學濃縮成一套易學又有效的養生功法，以六招式子，再配合呼吸生理與解剖知識的應用，成就了MBC養生功法。這套功法最大的好處是動作不複雜，簡單易學，一旦建立了每天10～15分鐘，一天兩次的習慣，身體自然硬朗，對於經常用腦的人士，幫助特別大，因為這個族群整天絞盡腦汁，屬勞心階層，特別需要呵護。

人類的老化自35歲開始，因此這套功法的設計，是以35～55歲的年齡層為主要對象，但是若屬於經常運動者，65～70歲亦未嘗不可。值得注意的是，有骨質疏鬆者做此功法必須特別小心，絕不強求，若過分用力，容易造成粉碎性骨折。

為了使大家能用心學，建立起一套良好的養生習慣，我以西醫理論為根據，在書中用了許多言之成理，但未經證實的推理，還得請各方專家學者不吝指教。另外，若能使這套功法普及，帶動全民運動，除了能預防許多疾病的發生，對逐漸進入高齡化的台灣社會，以及降低健保局的財務負擔，也會有很大的助益。

最後，要感謝所有的親朋好友，在過去三年的支持、鼓勵與指教，尤其是吳家暉先生不單是全心投入養生功法的推展，更熱心地提供我寶貴的建議，為的是使此套功法盡善盡美，我在此特別向他致上最高的謝意。

作者 溫碧謙

目錄

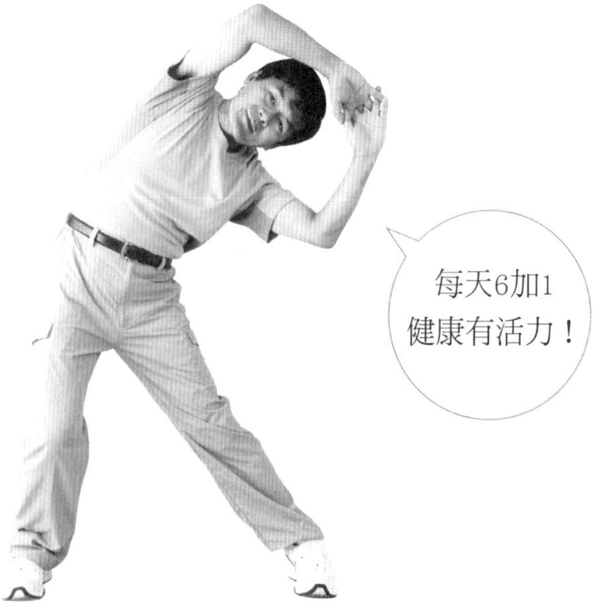

第二章 來學MBC養生功法

第三章 進入打坐的世界

第四章 MBC養生功法Q&A

第五章 開班授課與學員心得分享

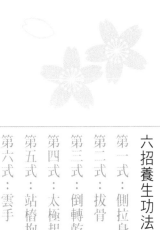

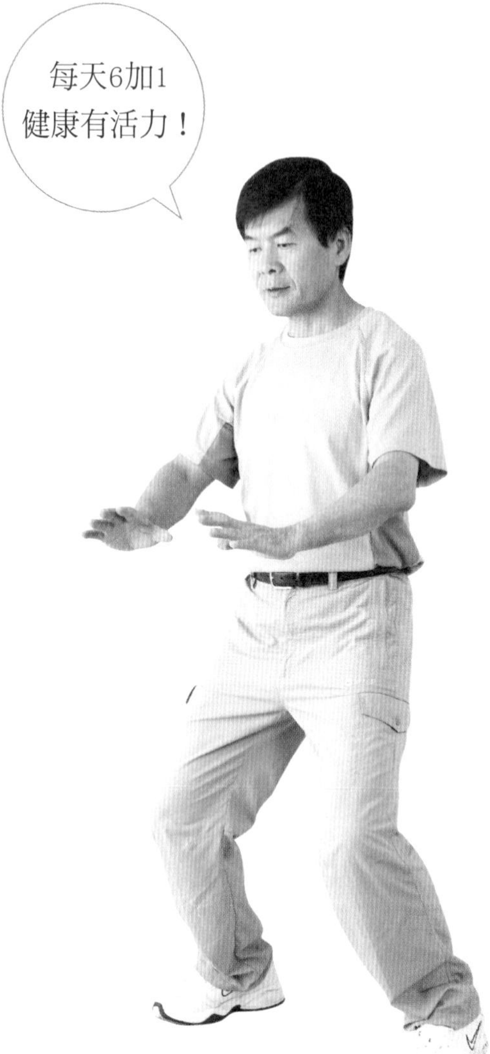
每天6加1
健康有活力！

第一章

認識MBC養生功法

- 經歷與源起
- 從醫理看MBC養生功法
- MBC養生功法的特色
- MBC養生功法的好處

源起與經歷

一九八九年時在美國愛荷華大學的體育館，遇見兩位從台灣來的留學生，他們在分享個人練功的經驗，表示「站樁抱球」是練氣功最好的方法，「雲手」則是功效顯著，涵蓋的內容相當廣泛，更當場在一旁演練了起來，我也加入他們的行列跟著學習。之後，只要一有空，便不斷的練習，很快地就從中領悟到不少心得，例如在食指、中指的中間感受到夾球的氣感，越做氣感就越深。後來甚至可以連續站上30分鐘，渾然不覺疲累，全身的肌肉還是處於放鬆的狀態。

當時的體會是練氣功不在多，在於精，只要把握住一、二個招式即可，越做體會自然越多。至於「雲手」自己領會到的訣竅在於，如何將打出去的動作放慢，做到如行雲流水般的境界，這正是太極拳的奧祕所在。

曾聽聞一位教授太極拳的大師，有回應邀來到華盛頓DC演講，在一小時的過程中，他只講述了太極拳的「太極起式」，讓我不禁思考「太極起式」的奧祕究竟為何？同時也開始試著自己摸索。首先採取分段式的學習方式，先學手的動作，同時配合呼吸將動作放慢，再來是腳的屈膝下按，同樣將動作放慢，等掌握到一定的技巧後，最後再上下相互配合。

「太極起式」的動作雖然看似簡單，但是它卻能有效地整合身心─在以意馭氣，以氣運形的過程中，達到舒暢全身的功效。每當我有論文要發表的前一晚，情緒陷入緊張、睡不著覺時，太極起式總是能幫助我度過焦慮的狀態，讓我安然地入睡。

在九〇年代，斷斷續續學了瑜珈、簡易太極拳二十四式；一九九六年開始學打坐，當時一天至少靜坐2小時，一年365天從不曾間斷。我從瑜珈中學到腹式呼吸法，以及各種不同的姿勢；簡易二十四式讓我體認到所有的太極拳式，都是要用慢動作進行的，越慢得到的功效越大；打坐則使我學到小周天、大周天的運氣，以及呼吸吐納的方法，例如：如何用意念導引氣的感覺，在這裡我要強調的是氣感完全是一種感覺，意念可以把氣感從一個地方帶到另一個地方，而感覺也能從一個部分移到另一個部分，當然，做了越久，身子就越鬆軟，也越放鬆自在。練習MBC（Mind Body Chi Relaxation

Exercise）養生功法，最重要的就是全身要能夠放鬆，很自在。因此從一九八九到二〇〇〇年的這段時間，我不斷地反覆演練太極起式、站樁抱球、雲手和每天必修的打坐，逐漸累積「意、氣、身、形」內三合所需具備的條件。

二〇〇〇年搬到邁阿密，碰到一位太極拳老師房承基，和他學習楊式太極，包括了太極氣功、太極拳和太極拳理。在房老師的指導之下，彷彿把我過去蓄積的所有能量全部都釋放出來，一下子領會非常多。我陸續和老師學了太極氣功八式、簡易太極二十四式、楊氏太極八十八式及太極劍……等，每次做完，身體感覺非常舒暢。另外，房老師還懂得一些醫理、點穴的方法，因此我也學到一些穴道的概念。每次上完課後，回到家就趕快翻閱生理學和神經解剖學的書籍，試著從西醫醫學的觀點去理解這些氣功和穴道的原理，並加以印證個人的感受及領悟。過去8年來，我企圖擺脫從中醫陰陽五行的思維來闡述氣功，中醫雖然流傳千年之久，一直未曾有所改變，也未曾有新的概念產生，仍然是圍繞在任督二脈與十二經絡上打轉，似乎是該從新的角度來詮釋氣功，讓中西醫兩個體系能夠互相接軌。

MBC養生功法的特色

MBC是Mind-Body-Chi的簡寫，因為氣（chi）跟血液循環、淋巴循環及神經系統的傳導都有關係，它可以是Mind與Body的橋梁。MBC也可以說是Mind-Body-Connection，意指心（mind）跟身（body）用氣（chi）來做一個連結，也可以叫做Mind-Body-Control，因為太極的動作都是慢慢的，是一種controlled movement，練此功法，久了以後，心與身比較不浮躁，最後MBC也可以表示Mind-Body-Communication，它是一種功法使心和身交談。

融合氣功、太極拳、打坐及瑜珈的基本精神

MBC養生功法包含呼吸吐納的方法，再加上六招式子，即「側拉身」、「拔骨」、「倒轉乾坤」、「太極起式」、「站樁抱球」、「雲手」，是一套簡單、易學又功效奇大的功法，它融合了氣功、太極拳、打坐及瑜珈的基本精神，配合生理學、解剖

學、神經解剖學的知識，把身心靈的每一個層面都照顧到了，以心為例，如果人太亢奮，則多做呼氣放鬆的部分，人自然逐漸沉澱、平靜下來；如果人比較沮喪，則多做吸氣憋氣外撐的部分，人自然逐漸往上提升。

兼具等張與等長運動的特性

本養生功法是一種包括伸展、平衡、等張與等長運動兼具的有氧運動。動作的前三招用來揉身，使筋骨得到最大的伸展，後三招則是藉動作與呼吸同步來使氣血暢流全身。太極拳的每一個式子都對平衡體系的鍛鍊特別有效，而融合其精神的養生功法，自然也能達到。呼吸吐納自然地吸入很多的空氣量，它與有氧運動的原理相符。

運動可簡單分為等長運動、等張運動這兩種類型。等長運動，譬如舉重、拉單槓、伏地挺身，為肌肉收縮到一定的程度後，不再縮短，若繼續用力，大部分的能量消耗在突破阻力上。這種運動可以讓人的肌肉長得更多、骨頭相對性地比較強壯，也可以刺激生長激素、男性激素的產生，缺點為會使血壓相對性的升高。

等張運動，是因肌肉收縮時，維持相同的張力而得名，譬如30分鐘以上的散步、游泳、騎腳踏車等，都屬於肌肉持續長短交替，不斷伸展、收縮的等張運動，這種運動由於呼吸不斷，含氧量比較高，屬於有氧運動，對強化心肺血管及降低血壓幫助很大，加上葡萄糖的燃燒比較完全，更能有效地降低血糖與血脂肪。

本養生功法兼具上述兩種運動的特性，站樁抱球可以轉換成等長運動，當人站在那裡不動時，全身的肌肉都維持在等長的狀態，而在做側拉身、拔骨時，若先不動進行吸氣呼氣時，也屬於等長運動，於中間轉換的過程，則屬於等張運動。至於太極起式及雲手則屬於等張運動，對強化心肺血管的功能，以及在降低血糖與血脂肪上，特別有效。長期做這套養生功法，可以兼得等長與等張運動的效益。

以西醫的醫理根據為基準

本養生功法雖然招式不多，但每個動作都是經過精挑細選，並根據西醫的醫理根據加以運用而得，所以能在最短的時間內發揮最大的功效。它擺脫了傳統氣功必談的陰陽五行或經絡理論，每一個動作都是無止盡的，無極限的，只要肯練，功力越練越深，身心越舒暢，精神越飽滿。

特別強調呼吸吐納，屬有氧運動

呼吸吐納屬本功法裡最重要的一部分，它與有氧運動的原理相符，可以獨自成一個單元，做為打坐的基礎，也可以貫穿六招式子，將每一招每一式的功效發揮得淋漓盡致。它納入呼吸生理學、血液循環的基本概念，如吸滿呼盡法帶來更多的氧氣，使體內的葡萄糖完全燃燒，產生很多的能量，來維持許多器官組織的功能；氣血暢流法則是跟傳統呼吸法完全不同，能達到氣血暢流的最大功效；灌頂法使氣血充滿百會，滋潤活化頭顱的細胞；氣沉丹田法使氣血進入腹腔，滋潤腹腔內的器官。

一切順其自然，強調精，不在多

整套功法學起來大概需要一個月，不得太快。因為有些動作必須慢慢學，慢慢體會，才能建立起心與身的連結，並非一下子就能完全融會貫通。譬如雲手，若一開始就教授「提、抨、轉、按」，會使人摸不著頭緒。而其無窮無盡與豐富的內涵，又為它贏得「說不盡的雲手」之美譽，雲手若打得好，幾乎整部太極拳都涵蓋在裡面。

從醫理看ＭＢＣ養生功法

在正式進入練習前，先來介紹一些與ＭＢＣ養生功法息息相關的醫學觀念，有了這些基礎的概念後，相信你在做這套養生功法時，心中必定充滿了踏實感，越做越有心得，未來也更樂於推廣給親朋好友的。

氣（台灣Chi，中國qi，日本ki，韓國gi，越南khi，印度prana）

氣血或血氣在中醫的體系裡是一個常用的名詞，氣血運行順暢，人就神清氣爽，若氣血凝滯，則會產生病痛。由字面上來看，氣血包括氣與血，就一般常識而言，「氣」指的是空氣、吸入的氣、大氣中的能量或意指氣感，「血」應該是指血液的循環。站在西醫的角度來看，氣血或血氣這名詞是不存在的，如何在中醫與西醫差異如此大的醫學體系裡找到氣血的共通點，得由所謂的「氣感」著手。

練氣功的第一步是得到氣感，一般對氣感的描述，是一種酸酸麻麻的感覺，是一種脈動的感覺，是一種腫脹的感覺，是一種溫熱的感覺。氣感好的氣功師們可以把溫熱和電位變化的感覺傳遞給受測者，可是他們無法把脈動或腫脹的感覺送給對方。要想得到氣感，食指是最好的訓練起始點。

一般所謂的氣，基本上都是在描述感覺。因此我大膽的推論：氣只是一種感覺，它是末梢肢體送入大腦的訊息，使我們覺知它的存在。既然是末梢送入大腦的訊息，所以它在身體內無所不在。任何有感覺或運動神經傳訊息入中樞的存在，就是氣的所在。由於站樁抱球為練氣功中取得氣感的最好方法，因此我們就以站樁抱球為例子來分析。進行站樁抱球時（欲充分了解，請見第二章112頁），酸麻的感覺來到食指與中指之間，如何以西醫醫理來解釋？第一，它一定是感覺神經送來的訊號，最大的可能是來自於皮下的感覺神經體，第二，它和肌肉準備收縮需要養分，使動脈血流增加有關。

以神經生理的角度來分析，下面的說法言之成理：

第一、為了供應肌肉運動所需的氧氣與養分，食指與中指的終端小動脈的血流量增加，同時皮下也得到較多的養分，使皮膚的感覺末梢神經特別敏銳，所以有酸麻的感覺，這種感覺和在半夜摸黑時用食指去探前方一根針的感覺一致。

第二、當終端小動脈血流量增加時，你就可以感受到它的脈動。

第三、血流量增加，組織液跑出來更多，所以變成腫脹的感覺。

第四、血流量增加，手掌的溫度自然升高。

綜合上述一、二、三等三種感覺都同在，就表示氣很旺。手也會變得比較溫暖，不再冰冷。

氣感

●酸麻的感覺↓神經

●脈動的感覺↓血管

●腫脹的感覺↓淋巴

如果以上理論屬實，則我們可運用使局部血流量增加的方法來讓某一部分「氣血」旺盛。可將意念集中在身體的某一部分，藉由感覺或運動神經的刺激，例如：似夾非夾的站樁抱球，來使局部的血流量增加。當血流量增加，伴隨而來的就是氣感很強，舉凡小周天、大周天的氣血運行，都是利用這原理。因此氣血和我們的血液循環及神經系統息息相關。

筋絡、穴道與神經解剖學的關係

神經的傳導徑路，亦即所謂的神經纖維（nerve fiber），大略分有三種A、B、C，A又可細分為四種α、β、γ、delta，這些神經纖維的粗細與傳導速度不一樣，像A中的α神經纖維，主要是從大腦送訊號到肌肉的傳導徑路，它的管徑最粗，傳導速度最快，平均每分鐘60～80公尺，意思是說我們一個人最高2公尺，從大腦傳到腳的肌肉只須耗費〇．〇二五秒，一瞬間就傳到，速度非常快，另外有一種神經纖維傳導速度比較慢，像交感神經，它的速度大概1秒鐘走1公尺，假設從大腦傳到腳趾頭需要大約1.5～2秒的時間。同樣地，皮膚下有叫做緩慢疼痛（Slow pain）的傳導神經，它們的速度像交感神經一樣，比較慢，至於針刺到的急性疼痛（Acute Pain），其傳導速度是很快的，1秒鐘可以達到差不多60公尺的速度。站在西醫的角度，這些神經的結構和傳導速度都被研究得非常透徹。

神經解剖學的研究發現皮下的感覺神經體至少有五種，分別掌管觸覺、溫覺、痛覺、振動覺、壓力覺，它們不斷地送訊號進入大腦，使我們覺知外界的狀態，當外界對我們身體刺激時，例如針刺到皮膚，會引起各種肌肉反射來保護我們的身體。

人體大約有六百條肌肉，每一條肌肉都有特殊的兩個部位送訊號進入我們的神經中樞，使我們覺知關節和肌肉所處的狀態，例如肌肉的緊繃度或關節的彎曲度……等，一個叫旋轉肌梭（muscle spindle），另一個叫高爾基肌腱器（Golgi tendon organ）。旋轉肌梭對肌肉的長度特別敏感，一旦肌肉被拉長，會有一個反射來保護肌肉，不讓它被過度拉長。另外一個高爾基肌腱器對肌肉張力特別敏感，若稍為揉動肌肉，就可以覺知肌肉繃緊的程度。拉筋時，這兩個部位都會送訊號往神經中樞來抑制肌肉被拉長。

如果我們在呼吸時，能有意識的放鬆肌肉筋骨，把這兩個部位刺激中樞的訊號抑制住，肌肉就會被越拉越長。所以在養生功法中特別多「呼氣放鬆」，用意即在此。依此類推，我大膽的假設，筋絡很可能就是一堆相關肌肉所有兩個點的連結。倘若此假設屬實，那針灸的穴道說不定就是這些點的所在。因為針灸所帶來的是兩種神經反射的抑制，（1）下針時，我們先在意識中產生了抑制的機轉，使針刺皮膚所引起疼痛的神經反射，受到抑制；（2）刺激如上段所述肌肉的兩個點，可以抑制肌肉被拉長的神經反射，使得繃緊的肌肉放鬆，全身舒暢。倘若此論點無誤，則中醫與西醫可以相互接軌，中醫可藉由研究每一塊肌肉的解剖位置，來準確地辨認出穴位的位置。

心肺功能與血液循環

當我們吸氣時，空氣進入肺部，氧氣和二氧化碳在肺泡交換，氧氣和紅血球裡的血紅素結合，由肺靜脈把含氧血帶到心臟，由心臟收縮把含氧血經由主動脈送到全身。主動脈不斷地分枝，變成動脈、支動脈、末稍動脈，最後進入末梢的微血管。微血管是養分和廢棄物交換最重要的場所，在這裡，氧氣與二氧化碳進行交換，氧氣進入組織，二氧化碳和血中的血紅素結合，或變成碳酸離子，最後由靜脈把含二氧化碳的血帶回心臟，由心臟收縮把血經由肺動脈送到肺部，把二氧化碳釋出，完成整個心肺的循環功能。

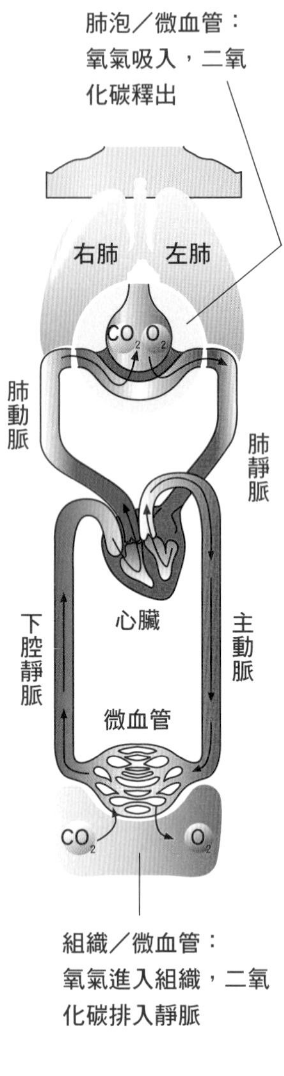

圖一

如圖一所示，肺部內的血液循環，帶來氧氣與二氧化碳的交換。由心臟打出的靜脈血經由肺動脈，到肺內的微血管，紅血球在肺泡把二氧化碳釋放，同時把氧氣吸收，吸入的氧氣，進入紅血球和血紅素結合，再經由肺靜脈，回到心臟，藉心臟的收縮，把血打到全身。

從另外一種觀點來看，整個血液循環的動脈分布，是如圖二所示。心臟打出血出來經由主動脈弓，進入上升動脈、動脈弓、下降動脈，不斷地分枝，分枝到最後最遠的地方是手指、腳趾和頭頂。可以想像的是離心臟愈遠，溫度愈低。平常心臟附近的溫度是37

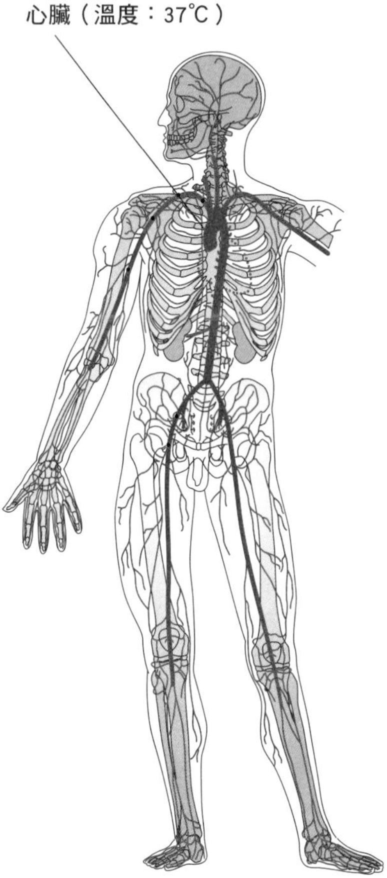

手、腳與頭頂離心臟最遠
（溫度較低約25℃左右）

圖二

度，傳到末梢，溫度逐漸降低，一旦天氣一冷，末梢可降至20度以下，手腳自然感到冰冷，但是練氣功可以讓血管擴張，使血液流量變多，再藉由運動雙管齊下，產生更多熱量，則可以改善手腳冰冷的現象。

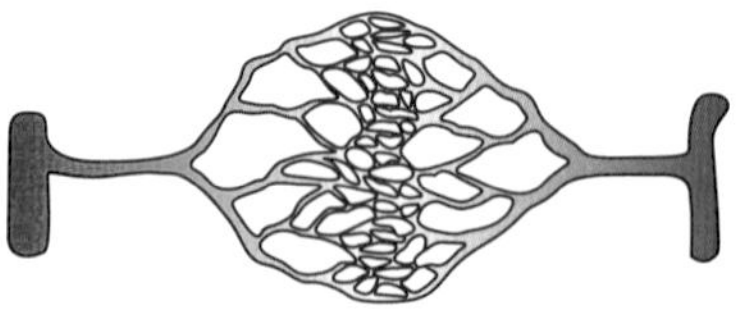

圖三

由心臟打出來的血，經由主動脈送出，不斷地分枝，變成大動脈、分枝大動脈、分枝小動脈、小動脈，最後變成末梢微小動脈，在這裡細分成最小的微血管（如圖三），我們的身體裡面大概有50億條微血管，血液跟組織細胞在這裡交換氧氣、二氧化碳和營養、廢棄物。藉由擴散作用，血清穿過微血管壁，進入組織，把養分釋出，跑出去的液體攜帶著細胞的廢物，90％在微血管之末梢回收，這些回收的液體大部分屬於水溶性的，吸收後經由末梢微小靜脈、分枝小靜脈、分枝大靜脈到大靜脈回到心臟。至於那剩餘的10％，屬於脂溶性的液體，變成淋巴液回收，經過淋巴結、淋巴管，最後

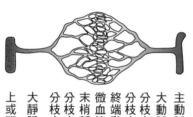

經由胸管，進入左鎖骨下靜脈、上腔靜脈，到達心臟。由此可知，在肺臟和心臟的血液循環是一個密閉的系統，紅血球自始至終都是在血管內打轉，不會和組織裡的細胞接觸。組織細胞養分的唯一來源是來自微血管，至於其他部分的血管，只是一組四通八達的無數管道。

血液在經過主動脈弓時，有三條大血管，分枝出來（如圖四），主要是供應頭與上肢所需的養分，大自然的設計實在是很奧妙，第一條大血管，是由兩條血管黏在一起所組成，主要是供應右上肢和右側的大腦和頭部所需的養分。接下來第二枝血管叫左頸動脈，供應左側的大腦跟頭部所需的養分。最後第三枝血管供應左上肢所需的養分。由此可以看出來這種設計完全合乎流體力學的原理，使左右兩側的大腦血壓和血流，維持恆定。

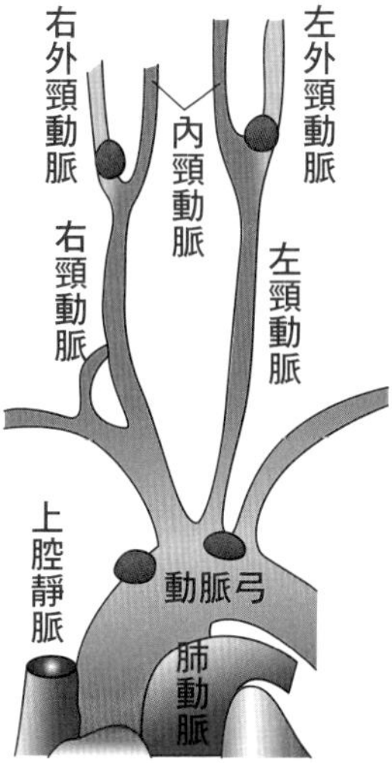

紅點代表：
化學接受器，用來控制分枝血管的血流量

圖四

血液由主動脈弓送出，經由上述三條大血管，來到頸動脈的分界點，分成內頸動脈和外頸動脈，內頸動脈往大腦內部，供應大腦所需的養分，外頸動脈往顏面、臉頰和頭部，供應頭殼外組織所需的養分。在分界點之處，有自動的控制系統，使腦的血流量維持恆定。用腦特別多的人，大腦需要較多的養分，血流往大腦內部比較多一點，相對的往顏面、臉頰和頭部的血流量就會比較少一點。血流量多有什麼好處？思路可能會比較敏銳，可是它的缺點是顏面、臉頰和頭部的血流量比較少，因此毛囊細胞、黑色素細胞可能就比較辛苦點，長期下來，這些細胞就消耗光了，這也是許多過度用腦的人，比較容易得白髮的原因之一。

外頸動脈的分枝到最頂端的腦蓋頂就是所謂的百會區（如圖五），百會只是一個氣感匯集的點，它沒有實體。如果請十位針灸師針百會，大概針的位置都不太一樣。因為它屬動脈分枝最末梢的地區，又位於最頂端的地方，血液相對地不容易到達，所以二、三十年後，這邊的毛囊細胞會先耗盡，這也是禿頭最容易發生的原因之一。

如果一個細胞的四周被微血管包圍，氧氣、二氧化碳、養分、廢物獲得充分的交換，那麼這個細胞就會活得很好。可是身體裡常常是一條微血管要照顧上千上萬的細胞（如圖六），氧氣從微血管向外擴散，大概通過10～12層細胞以後，含氧量變低，細胞變成缺氧的狀態，再經過2～3層細胞，則變成無氧的狀態，大部分的細胞在無氧的狀態下會死掉。其實我們身體的細胞天天在死掉、天天在新生，假設我們一生可以用的再生細胞數量有限，全部用完了，細胞就無法再生了。毛囊細胞用光，頭髮長不出來，黑色素細胞用光，頭髮就變白，如果我們有辦法讓細胞死得慢，理論上也會老化得慢。一旦細胞死得慢，我們可以活得更久，而這套養生功法可以使缺氧細胞活過來。缺氧的細胞活動力自動降低，若是碰到異常的狀態，如大氣稀薄、貧血，或天氣過冷，這些細胞優先死去。如果懂得運氣，利用局部血流量的增加使缺氧的細胞得到養分，細胞又會重新復甦起來。

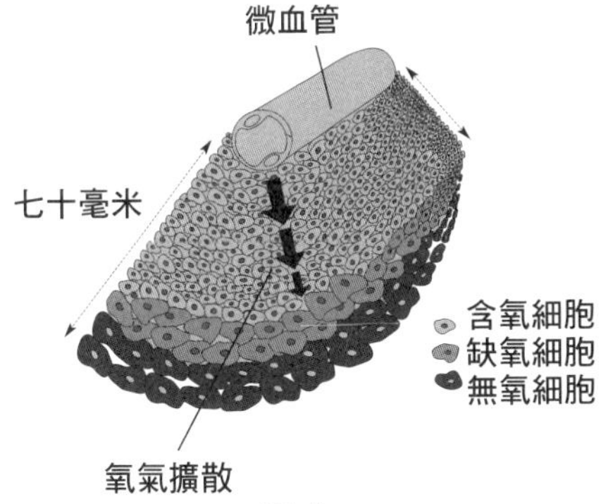

圖六

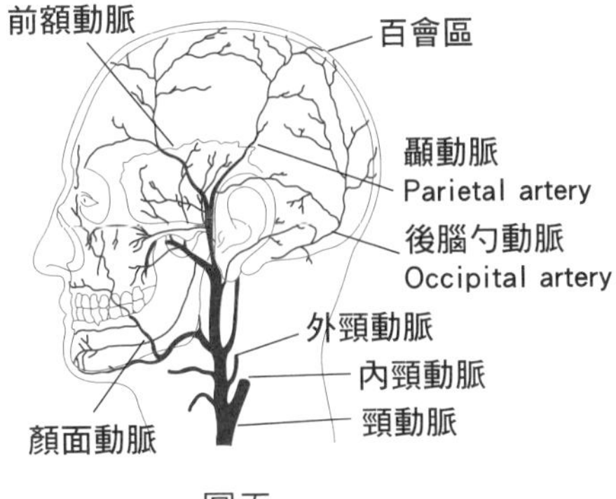

圖五

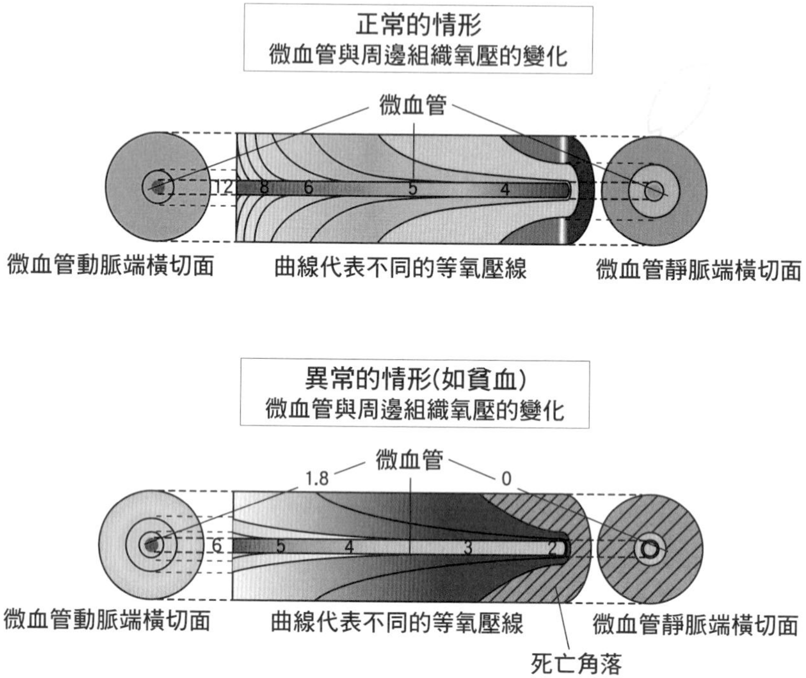

圖七

Krogh's cylindrical mode（如圖七）柯洛氏用柱狀模型來解釋氧氣在血管跟組織的分布圖，模型的正中間是微血管，動脈端氧壓最高，愈接近靜脈端，氧壓越低，如圖所示，指數掉到4，離微血管越遠，氧壓越低。離動脈端特別遠又離微血管特別遠的一角，叫做死亡角落（lethal corner），因為這群細胞得到氧氣最少，最容易死掉，例如天氣很冷時，血管一收縮，手腳容易就生凍瘡。

同樣的，我們可大膽的推論，有些人40歲不到就有了地中海式的禿頭，反映的是什麼？如果我們用腦頻繁，腦內血流量較高，頭骨外的組織相對地得到的養分就比較少，而最頂端的百會區，屬於血管最末端區，養分最不容易到達，長久下來，這些地方的細胞先耗損掉，因而造成地中海式的禿頭。我的醫生朋友曾告訴我，這是基因和雄性激素造成的，和血流量無關。我的解釋是頭部兩旁的細胞屬於同一個基因，處於相同的賀爾蒙狀態，為什麼只有百會區的毛囊細胞會先耗盡？他一時語塞答不出來。只好接受我這個血液比較不易到達最頂端是禿頭原因之一的說法。這點很重要，因為如果這個理論成立，則我們可以用養生功法使細胞耗掉得慢，使毛囊細胞、黑色素細胞活久一點，頭髮就會掉得慢，白得慢。

如何使末梢血管擴張

有沒有方法把更多的養分帶到血管最末端？也就是說有沒有方法把血管的管道擴充？一旦有辦法把血管擴充，血流量自然就變大了。使血管的管道擴充的原因很多，典型的例子就是發炎，當發炎反應發生時，許多血管擴張素被釋放，血管擴張帶來許多白血球，以及修復所需的養分。許多藥物也有相同的效果，但是站在養生功法的角度來看，我們要利用那些我們可以控制的因子，來擴張血管，這裡面包括了副交感神經的刺激，血的酸鹼度變化，血中氧氣的含量（PaO_2）及血中二氧化碳的濃度（$PaCO_2$）。

自律神經系統（Autonomic Nervous System），包括交感神經與副交感神經系統，它們的神經分布遍及五臟六腑，在皮膚與肌肉的部分，交感神經的刺激使肌肉血管擴張，皮下血管收縮，而副交感神經的刺激則相反。藉由不斷地放鬆，會使交感神經的刺激降低，使副交感神經的刺激受到強化，末稍動脈血管擴大，達到血壓下降與促進腸蠕動的功效。

當血液中氧氣減少時，血管必須要擴張來得到更多的氧氣，這是很自然的現象。同樣地，如果血中二氧化碳的濃度（$PaCO_2$）升高或血中酸離子含量增高或PH值降低，末稍動脈血管會擴大。

呼吸生理學的應用

呼吸簡單分為兩種，無意識的呼吸和有意識的呼吸。平常我們的呼吸屬於無意識的呼吸，也就是很自然地吸吸呼呼，想都不用想的，沒有意識的。有意識的呼吸，是以意識去控制我們的呼吸，比如說有意識的深吸一口氣，或把胸中的氣呼盡，這兩者是常用的呼吸法。有意識的呼吸可分兩種，胸式呼吸或腹式呼吸，瑜珈大多採用腹式呼吸。這套養生功法的呼吸吐納要用到胸式與腹式兩種，它的運用決定於練氣功的目的。若要灌頂，胸式呼吸會比較好，如果要氣注丹田，腹式呼吸會比較好。但是開始練習的時候不需刻意要求，只要順其自然。

呼吸吐納共有四種方法，第一、吸滿呼盡法，意思很簡單，吸要吸得滿，呼要呼得盡，吸氣時吸得滿滿的，呼氣時自然地把氣呼光，這就是吸滿呼盡法。第二、氣血暢流法，這是應用呼吸生理的原理，演發出來的呼吸法，目的是為了使周邊的微小動脈打開，使含氧的血暢流，詳細的方法介紹，請看第二章61頁的說明。第三、灌頂法，灌頂的用意就是要把氣血灌到頭頂百會區，第四、氣注丹田法，呼氣時，把意念集中在丹田，把氣血灌到丹田。

談到呼吸生理學的變化，我們平常呼吸大約只有五〇〇ＣＣ的氣體在交換，一分鐘呼吸12～16下，如果把氣吸的滿滿的，多了三〇〇〇ＣＣ，等於有七倍的空氣量進入肺部，如果把氣呼光光，又多了一七〇〇ＣＣ，等於有三倍的空氣量，所以假如吸得滿滿以後，再呼光光，就會有十倍左右的空氣量在肺部裡供氣體交換，我們就利用這種特性，先吸得滿滿的，然後憋氣，到差不多後，把它呼光光，再憋氣，重新第二個循環，這就是吸滿呼盡法。至於空氣總量的多寡和個人的肺活量有關係。

憋氣又叫作breath holding，其實很早就被拿來運用在醫學上，養生功法的呼吸吐納便是利用其原理。憋氣的主要目的在於把釋放的二氧化碳留在肺中，不讓它跑出來，使二氧化碳的濃度越來越高，有更多的二氧化碳的分子溶入血裡，造成暫時性的呼吸酸血症。心臟一分鐘跳動72下，當心臟把這微微帶酸性的血，帶到肢體的末梢時，使末稍小動脈受到刺激而擴張。憋氣的次要目的是讓吸入的氧在肺中充分交換，氧壓逐漸降低，血中含氧量逐漸減少，這也會使末稍小動脈受到刺激而擴張。吸氣後的憋氣含氧量較大，憋氣的時間較長，呼氣後的憋氣含氧量較少，憋氣的時間較短。

NOTE

如果吸氣後太快呼光，加上次數頻繁，二氧化碳大部分被呼掉，會造成呼吸性的鹼血症，人會頭暈，厲害的話甚至會頭痛。所以呼氣比吸氣的時間長一點，以四比六或四比六以上較佳。

每一個人的肺活量不一樣，一定要自己做，才能體會到吸氣與呼氣的長短，越做氣自然越長。

◎吸滿時胸腔的變化

吸氣要吸得滿滿的原因很多，一是使所有呼吸相關的肌肉得到最大的伸展，二是為了讓胸部裡面的內壓逐漸升高，使靜脈血液的回流受阻。例如：進行胸式呼吸時，上腔靜脈的回流受阻，靜脈裡面的壓力增高，外頸動脈輸入的血，進入微血管後，遇到較大的阻力，會有更多的組織液進入細胞之間，使細胞得到充分的養分，相對地淋巴液的量會自然增加，再從淋巴系統回收。至於腹式呼吸，吸得滿滿的，可使下腔靜脈回流減緩，更多組織液進入下腹腔（丹田所在）或下半身的細胞之間，使細胞得到營養的滋潤。

此外，肺臟不斷的在吸滿呼盡中擴張與縮小，更能維持它的伸展性與柔軟度。然而有個現象要特別小心，就是當靜脈的阻力變大，血液回流到心臟的量降低，從心臟送出來的血就會變少，若是屬不常運動者，有可能因輸往大腦的血變少而頭暈，嚴重的話甚至會昏倒。因此做此養生功法，一切順其自然，絕不強求。

MBC養生功法的好處

血中的葡萄糖是我們最好的、最乾淨的燃料來源，如果身體內擁有充沛的含氧量，葡萄糖的燃燒是非常完全的，此時一個分子的葡萄糖，可產生36個ATP（ATP是一個能量的單位）、6個分子的二氧化碳、6個分子的水分。反之，當氧氣不夠時，葡萄糖燃燒不完全，不但只得到2個ATP，同時也會產生2個分子的不完全燃燒產物—乳酸（lactic acid）。而這乳酸就是我們做完劇烈運動後，肌肉酸痛的原因。

活化細胞功能

這套養生功法利用這種特性，藉由呼吸吐納的吸滿呼盡法，一次吸呼就可供應十倍左右的空氣量，讓氧氣的來源非常充分，並透過這些動作把這些吸入的氧氣，帶到全身，讓每個細胞得到充足的氧氣，使葡萄糖的燃燒非常完全，產生很多的能量。這些能量可以用來維持細胞的功能，使細胞更活化。

細胞膜上面有很多各種接受器，以及不同的脂蛋白。這些接受器接受賀爾蒙及各種外來訊號的刺激，使細胞執行各種功能。要把功能執行得完善，需要足夠的能量。細胞膜上的脂蛋白掌管各種離子的交換，包括鈉離子、鉀離子、氯離子、碳酸離子，還有胺基酸等離子的交換，這些物質的交換需要能量，當一個細胞有充分足夠的能量，這些能量不但可使神經內外的電位差維持得更為恆定，為細胞帶來活力，還能夠立即反應身體所產生的異常現象。同時細胞內的酵素更能發揮其活力，來維持細胞質內與細胞核內的各種功能，使細胞活得更好。

修復遭受破壞的基因

任何外在的因素，如空氣污染、放射線、紫外線與發炎反應等，或是來自內心生活的壓力，都會造成自由基的產生。自由基是一高能量的不穩定分子，能造成細胞膜、粒腺體內膜、細胞核膜或基因的破壞，當它在身體內累積多了，長期下來，會產生如血管的硬化、退化性疾病、人體的老化、免疫力的降低或基因的突變……等，甚至造成癌症的發生。

PARP是細胞核內的一種酵素，主要的功能是修復受到損害的DNA（基因），如果PARP的功能好，DNA的修復比較完全，細胞的突變不易產生，癌症的發生率會降低。這套養生功法，利用氧氣充足，細胞產生很多能量，來維護各種電解離子的濃度，使酵素充分發揮功能，理論上可以將被自由基破壞的組織或受到損害的DNA修復得更好，活化細胞的功能。

潔淨細胞環境

血液在最終端微血管處，滲出液體滋潤細胞，其中90％會被回收，剩餘的10％，大部分屬於脂溶性，稱為淋巴液，可以把細胞產生的廢棄物或壞死解體的細胞，由淋巴管收回。在淋巴結處，有許多淋巴球，會把異物吞蝕或產生抗體對抗細菌，它屬於身體的自然防禦系統；做ＭＢＣ養生功法，能自然地使淋巴液增加，使細胞的周圍環境更清潔。

放鬆肌肉，全身舒暢

我們的肌肉都有伸展的反射（stretch reflex），意指肌肉被拉長時，神經反射傳遞訊號到脊柱，送出刺激使肌肉收縮，不讓肌肉被拉長。當我們做呼吸放鬆時，腦部會送訊號到管制肌肉緊張度的中樞，刺激抑制性的神經傳導路線，來抑制這個伸展的反射，把肌肉的張力降低，以達到肌肉的放鬆。因此，做完這套功法後，全身會感到舒暢。

預防五十肩、大腿骨變性關節炎

平常若不小心保護，經常讓肩膀附近的肌腱反覆受傷，加上沒有時間讓受傷的部位復元，經年累月，這些肌腱會因發炎反應而沾黏在一起，沾黏得厲害，連做些簡單的動作都疼痛異常，最後演變成五十肩。同樣的現象也可以運用在大腿骨變性關節炎上。

這套養生功法，前三個式子，能讓全身筋骨鬆軟，減少神經受到壓迫，慢慢地血管也得到舒展。一旦血液順暢無阻，細胞就能獲得充足的養分，使體內的每個關節活動較不受限。當氣血暢流後，組織液增加，進入關節裡，讓關節液更為旺盛，如同得到很多潤滑劑，避免關節面的互相摩擦，讓關節活動更為順利，因此可以預防五十肩、大腿骨變性關節炎的發生。

提升專注力

這套養生功法是一種放鬆式的運動，可以讓人心念專注，身體放鬆。當把心念不斷地專注在全身各個肌肉、關節、手指、腳趾上面時，雜念就越來越少，雜念少精神好，做事情自然就容易專心，這是長久做這套功法的好處。

改善手腳冰冷

有些人一到冬天，手腳冰冷的現象非常明顯。可以利用起手式、站樁抱球，再配合呼吸，很快地手指就開始感覺到有熱氣產生。這是因為ＭＢＣ養生功法屬於有氧運動的一種，當這個能量轉換成熱量時，全身很快就熱起來，值得一提的是，這個熱力並不會很快消散，反而會分布到各個細胞，讓每個細胞獲得充分的能量。

提升睡眠品質，改善情緒

這套功法同時兼顧陰陽二個氣脈，當我們非常亢奮時，陽氣旺，藉由多做「呼氣，放鬆，憋氣」這部分，可以讓人的亢奮慢慢地緩和下來。以太極起式為例，它非常簡單易做，大腦不需要用很多的能量，你只要把意念集中在手腳，隨著動作慢慢地一上一下、一呼一吸，讓呼吸越變越長，慢慢地人就沉澱下來，大腦的活動力逐漸下降，血液逐漸被導往四肢，使得腦內腫脹的感覺消失，活化副交感神經，人也進入舒緩的狀態，開始想入睡。過去我參加腫瘤科年會發表論文的前一晚，常緊張得睡不著，用這個方法常使我心緒平穩，容易酣然入夢。即使平常沒有睡眠問題，若常做這套養生功法，睡眠的品質也會變好。

相反地，當人很疲累，無精打采，一點都不想動時，不妨試試太極起式往上提的動作，再配合不斷地「吸氣再憋氣」這部分，讓吸氣、憋氣的時間越來越長，人就不斷地往上提升，越提就越高，精神也就越變越好。做側拉身、拔骨、站樁抱球或雲手，配合呼吸吐納，也有相同的功效。

當腦部因情緒亢奮，而感到腫脹充血時，該如何安撫？

有兩種易行的方法，一是利用打坐，調和呼吸，用吸滿呼盡法，在呼氣時放鬆全身，讓自己的意念專注到大腦，不斷地送出「放鬆放下」訊號，此即「虛靈頂靜」之意也。二是利用太極起式，一上一下、一吸一呼，不斷地放鬆放下，可以很快化解大腦的腫脹充血。

頭髮掉得慢、白得慢

這套功法，「呼吸」扮演非常重要的角色，約佔50%的份量。四種呼吸法的運用配合動作，產生多樣性的變化，例如：用吸滿呼盡法配合側拉身、拔骨、倒轉乾坤等三個揉身的動作，會讓全身的筋骨和肌肉得到充足的養分，產生很多能量。這個能量轉換成熱量時，讓人很快就熱起來；氣血暢流法配合側拉身，加上胸式呼吸，很容易把氣血帶到百會（頭皮上方），氣感特別強。若是每天做，理論上頭髮會掉得慢、白得慢。

如何灌頂？

用吸滿呼盡法或氣血暢流法，配合側拉身的吸氣上提，吸氣時用胸式呼吸，將意念集中在百會（頭皮上方），憋氣時，你就可以感覺到氣感在百會特別強，此為生理現象變化而來的。

減緩老化的速度

Telomere是附在每個染色體末端的一串核酸分子，專門控制細胞分裂的次數。一個幹細胞，每分裂一次，telomere就會減短一點，最新的理解是，一個幹細胞大約分裂一百次後就會停止分裂或死亡，死亡的方式是細胞的自動解體，再由淋巴液帶走。

最近幾年來有很多研究，都是著重於telomere的變化上，例如：若能把telomere延長，幹細胞可分裂的次數自動增加，或讓telomere縮短的速度減慢，細胞可以老得慢，這兩者皆可延長幹細胞的壽命，理論上人也可以老化得慢。最近有報告指出，打坐的人telomere減短得慢，而如果人長期處在緊張的環境或狀態，telomere縮短得快，這可以用來解釋為什麼長期的壓力會使人的壽命減短。

我們的體內，每天都有細胞死亡，每天都有細胞分裂補充，如果能使死亡的細胞數目降低，那分裂的幹細胞就不需要經常性的分裂來修復組織，這是近代醫學裡預防老化的一個很重要的觀念。

預防醫學的簡單概念也是來自於此，想辦法讓細胞耗損的速率減緩。一個東西還沒有壞之前時，如果保養得宜，便可以使用得更久。以大腦為例，我們一生下來，神經元數目就已經有90%成形，接下來的2～3年大腦中的細胞、功能就會完全成形，難怪有人會說3歲決定一生，多少也不無道理。這些神經元細胞，一旦成形，不再分裂，死掉的腦細胞，便無法補充，換言之，在3歲全部成形的這些神經元，可是要用一輩子的，用完了就沒了。

心臟、腎臟也是一樣，一旦細胞死掉，沒有細胞可分裂補充。以腎臟為例，只要有10%的細胞還活著，就能維持腎臟的功能，但如果超過90%的細胞死掉，尿毒症的症狀將逐漸發生，最後就只好洗腎或換腎。心臟也是一樣，壞了就得換心。

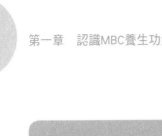

同樣的理論，也可以套用在身體的其他器官中，因此預防醫學無論是在器官、組織或細胞的層面上，都是相當重要的，而這套養生功法，也是以此做為立足點，希望能為大家帶來健康，永保青春。

MBC養生功法其他的好處

- 排便順暢
- 血壓平穩或降低
- 筋骨鬆軟，頸部與腰部神經不易受到壓迫
- 鈣離子沉澱，骨頭變硬，以利身高的維持
- 血糖的利用率增高
- 免疫力、平衡系統的增強
- 預防疾病的發生，如心血管疾病、中風、癌症等

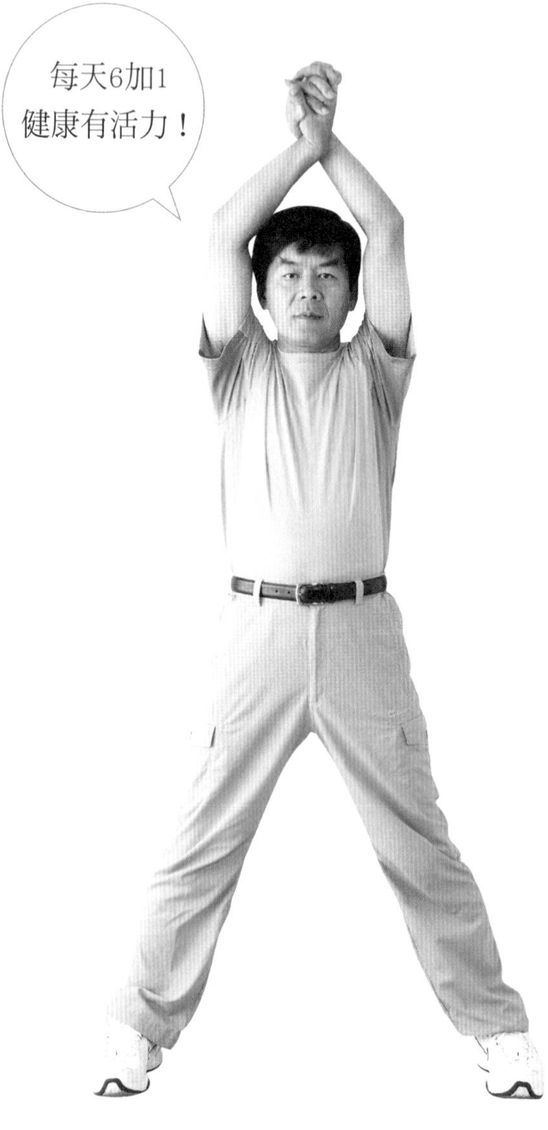
每天6加1
健康有活力！

第二章

來學MBC養生功法

●呼吸吐納法

●六招養生功法

●第一式：側拉身

●第二式：拔骨

●第三式：倒轉乾坤

●第四式：太極起式

●第五式：站樁抱球

●第六式：雲手

呼吸吐納法

打坐、氣功、瑜珈都不離呼吸吐納。呼吸可分兩種：無意識的呼吸和有意識的呼吸。無意識的呼吸（平常呼吸），隨時都在進行，是我們平時呼吸的骨幹，每次進出約五〇〇CC，一分鐘12～16下；有意識的呼吸是藉由意識的控制，來調節呼吸的深度、廣度與頻率，目的在使氣血得到最大的運行。

有意識的呼吸，有很多種，尤其是對修行瑜珈者而言，更是一門很深且必修的課程。本養生功法綜合打坐數息、瑜珈、太極，以及生理學、解剖學的原理，發展出兩種呼吸法：吸滿呼盡法、氣血暢行法，再配合灌頂法、氣注丹田法，其功用不同，得到的效果也不同。

吸滿呼盡法

只要把握原則，方法非常容易。

（1）首先放鬆全身，調和呼吸，吸氣時不要太快，逐步地擴張胸腔；呼氣時拋開心中的雜念，做到虛靈頂靜，立身中正。

（2）調整好呼吸後，深吸一口氣，吸得滿滿的，憋氣，觀照全身，放鬆（但要保持蓄氣的緊度），再緩慢地呼氣，將氣全呼盡，直到小腹微往內縮，再憋氣。

（3）重複步驟2的動作，即完成。一般而言，吸氣的時間和呼氣的時間比以4：6或4：＞6為佳。

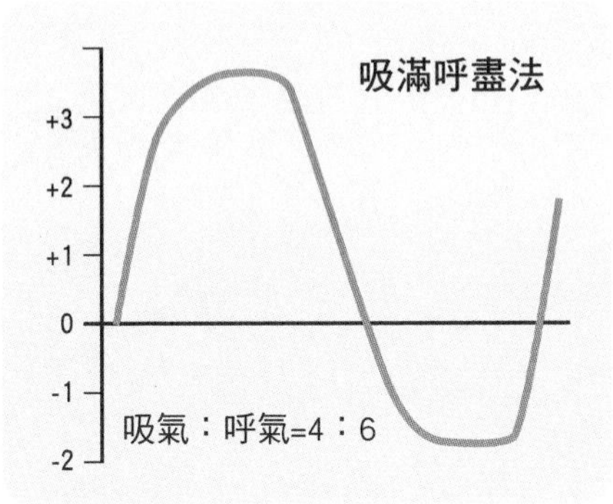

※簡短要訣：

吸滿→憋氣→呼盡→憋氣→回歸最初

氣血暢流法

為吸滿呼盡法的應用，透過有意識的呼吸，使氣血得到最大的暢流。

（1）先有意識的吸氣，讓肺部脹大，充滿氧氣後憋氣，使氧氣、二氧化碳在肺中得到充分的互換。

（2）此時，肺壓降低，可以再吸一口，延長憋氣的時間，讓更多二氧化碳回溶至血液中。依相同原理，再次吸氣。

（3）憋到差不多時自然呼氣，並放鬆全身，讓胸中的氣血往四肢及全身暢流。

（4）呼完後自然吸氣至半滿，再放鬆地呼氣。

（5）重複步驟4的動作，同時縮胸縮腹，擠出身體最後的廢氣。

（6）再次憋氣，之後自然吸氣至半滿，再放鬆地呼氣。

（7）重複吸氣與呼氣一次，越吸越多，第三次吸得滿滿的，回歸最初呼吸吐納時的狀態，準備迎接新的周期。

原理

此呼吸法前段：再吸兩口的目的是為了延長憋氣的時間，使二氧化碳的濃度在肺部升高。當濃度升高時，二氧化碳會回溶至血液中，使血液呈微酸性，微酸性的血進入血管末端，末梢動脈因而擴張，隨著血流量增加，更多的養分被組織吸收，細胞會活得更好。

在吸氣狀態轉換到呼氣狀態，或由呼氣狀態轉換到吸氣狀態，有兩次吸到半滿再呼出，目的是趁微小動脈仍擴張時，把充足的含氧血送到組織細胞裡，以達到氣血暢流的目的。

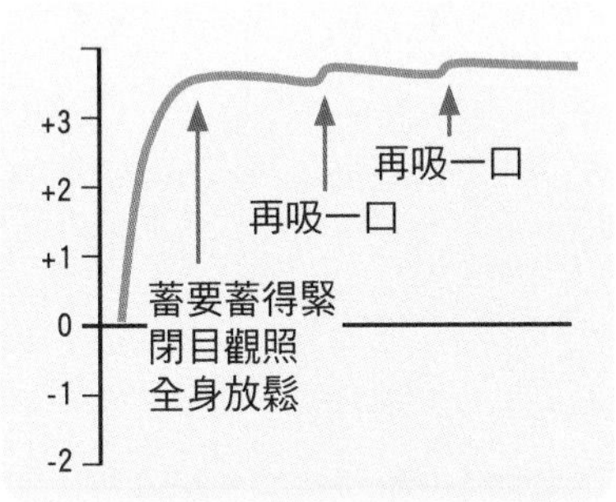

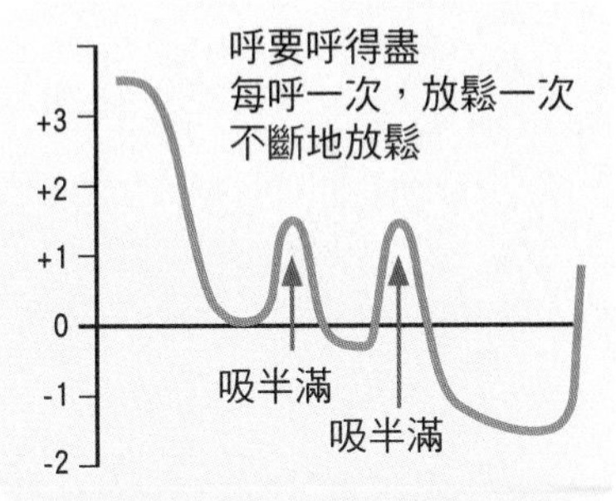

※簡短要訣：

吸滿→憋氣→再吸一口→憋氣→再吸一口→憋氣→呼盡→吸半滿→呼氣→吸半滿→呼氣→憋氣→吸半滿→呼氣→吸半滿→呼氣→吸滿→回歸最初

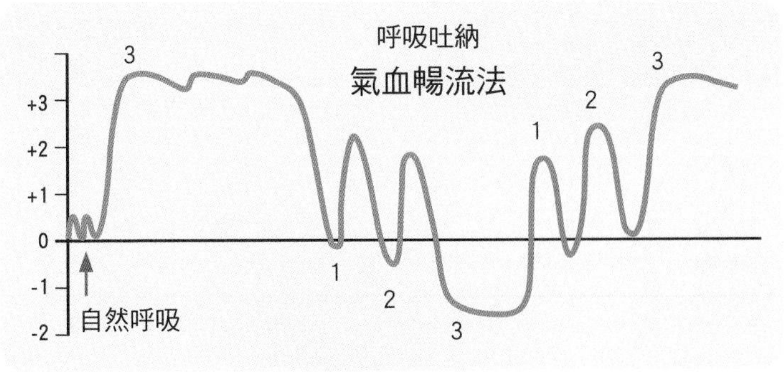

灌頂法（用胸式呼吸）

（1）吸氣時增加胸廓前後徑，兩邊肋骨自然張開。
（2）呼氣時縮小胸廓前後徑，讓胸骨隨吸呼自然起伏。

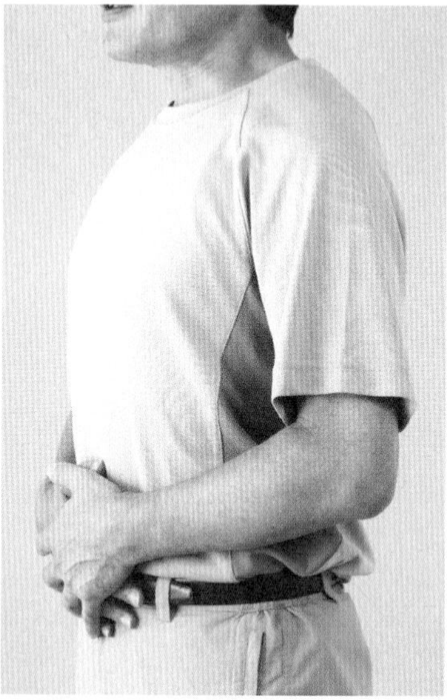

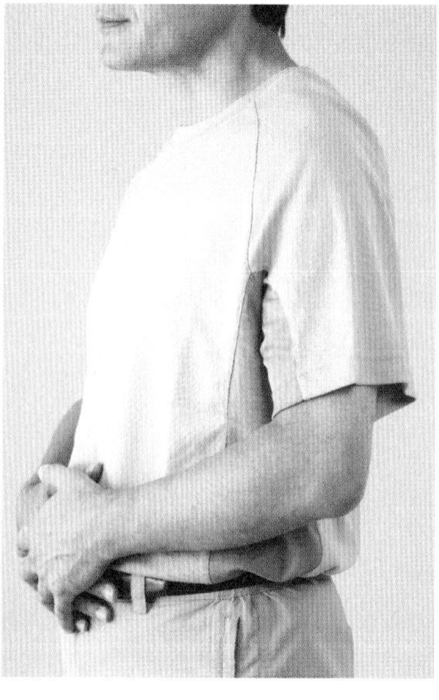

在養生功法中，胸式呼吸用於灌頂，因為胸腔上方負壓大，上肺葉充分擴大，上腔靜脈回流變緩，主動脈弓更形彎曲，氣血容易往上走。在吸氣後，於憋氣的同時，觀想百會，逐漸會出現氣感。

氣注丹田（用腹式呼吸）

腹腔內有許多重要的器官，可藉由氣注丹田法，使器官得到更多的養分。

（1）吸氣時腹部外凸變大，胸口不動。

（2）吐氣時腹部內凹變小，兩側腰部往腹部中線靠攏，感覺肚臍貼近脊椎。

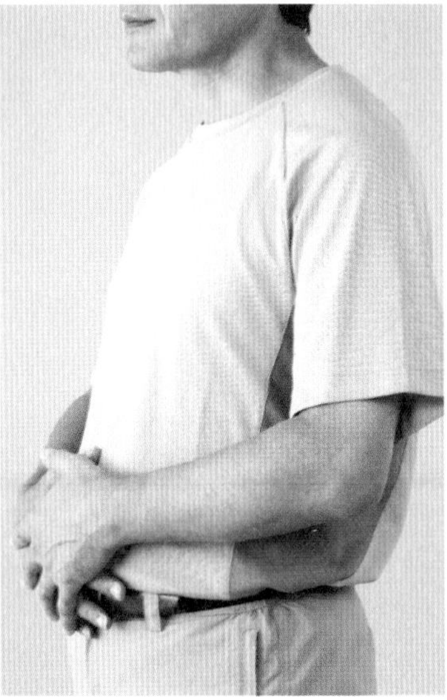

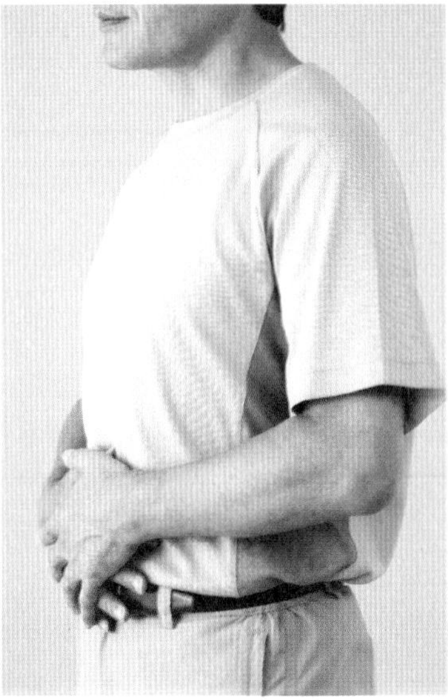

呼氣時，觀想氣血往腹腔貫注，逐漸地腹腔中會出現溫熱的感覺，用腹式呼吸，氣血容易往下（丹田）運行，肺葉左二右三，分為上下二部分，下半部因血液分布較多，

氧氣交換較為良好，在單位時間內得到的氧氣較多，適用於聲樂家的演唱之用；反之，若用胸式呼吸，則因血液分布較少，氧氣的吸收量較少，較不適合聲樂家的演唱。大部分瑜珈的教學，都主張腹式呼吸。

如何讓血管擴張

動作：吸滿↓憋氣↓呼盡↓憋氣。

原理：興奮時交感神經活化↓血管收縮；放鬆時副交感神經發揮作用↓血管擴張。

目的：憋氣時，氧氣、二氧化碳在肺部交換，氧氣不斷被帶走，二氧化碳不斷回到肺部，使二氧化碳濃度升高而部分溶入血液中，再由血液帶到全身，讓微小動脈擴張，達到氣血暢流的效果。

表現：身體發熱或酸痛，吸入足夠的氧氣能使葡萄糖完全燃燒，產生18倍的能量單位（如前述吸滿呼盡有10倍空氣量進入肺部，為了方便計算，假設氧氣吸收完全，會產生等於10×18=180倍的能量），因此會產生發熱的現象。反之，若氧氣不足，使葡萄糖燃燒不完全，容易產生乳酸，造成酸痛。

好處：由於手、腳及頭頂離心臟較遠，透過周邊血管的擴張，能使氣血旺盛，冬天手腳不易冰冷。

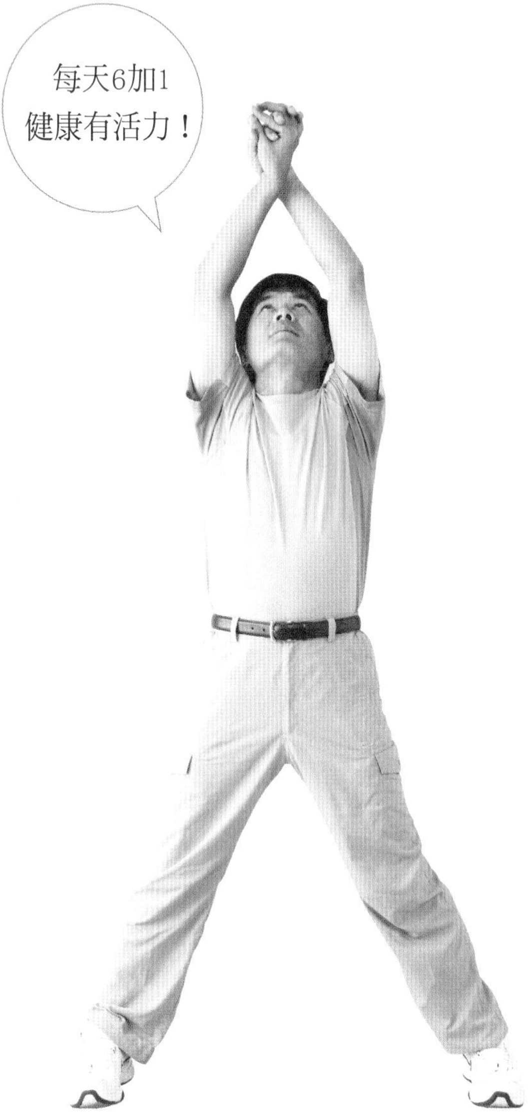

※注意事項：
憋氣請依個人能力而定，若有頭暈現象，表示心臟的血液回流不夠，應減少次數，再慢慢地進行。

六招養生功法

本功法包括側拉身、拔骨、倒轉乾坤、太極起式、站樁抱球，以及雲手等六招式子，每招式子都屬內家拳心法，變化無窮，並配合太極、瑜珈，以及呼吸生理學融合而成。前三式用來揉身，使關節筋骨鬆軟，後三式用來運氣，使氣血暢流。揉身要每天做，側拉身、拔骨可一天做兩次；後三式可全部作或任選一、兩項來做。越做越感到得心應手，正是「如人飲水，冷暖自知」的寫照。

要特別注意的是，一定要配合呼吸法來做前五個式子的養生功法，雲手的呼吸方法較複雜，容我稍後再論述。呼吸吐納在這六招養生功法當中佔了約50%的份量，所以非常重要，如果沒有配合呼吸吐納，那麼這些動作就像一般的體操，達不到它的效果。

另外，做這套養生功法時，身跟心要一心一意，越是能夠專心把意念放在身上，得到的效果就越大。這個道理與修禪相同，如坐禪或立禪，都需要心念停在當下的身跟心，此為做這套功法的目標。

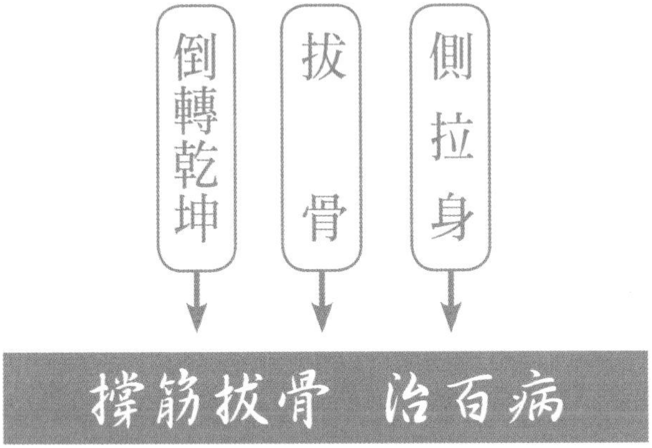

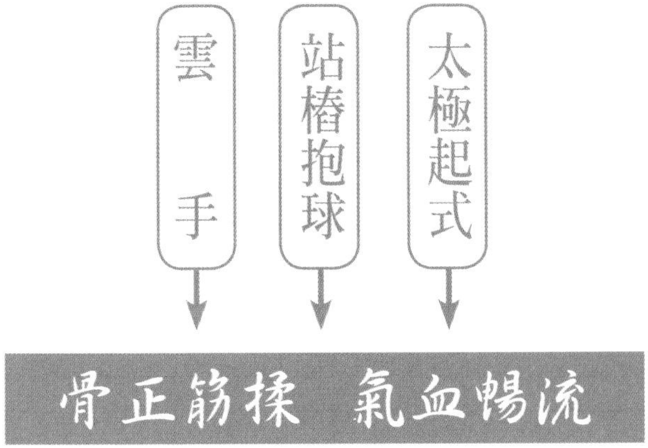

側拉身

著重在肩膀、胯的肌肉，以及腰部的伸展。

◎功效：

1、藉由頸椎、脊柱左右彎曲的動作，預防腰椎、胸椎、頸椎的韌帶硬化，避免神經受到壓迫。

2、使兩側肋間肌及腰部得到最大的伸展。

步驟▼▼▼▼右側拉身

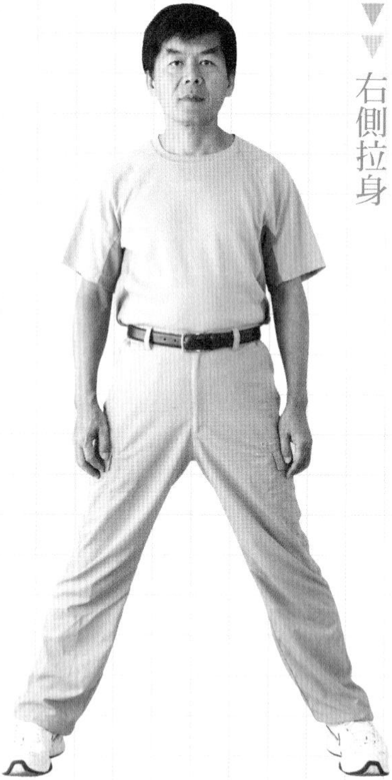

1 雙腳打開為肩膀一倍半的寬度。

2 吸氣$_1$，雙手由身體的兩側上提至頭頂，手指相互交叉，掌心朝下。

※吸氣$_1$表示第一次吸氣，其他依此類推。

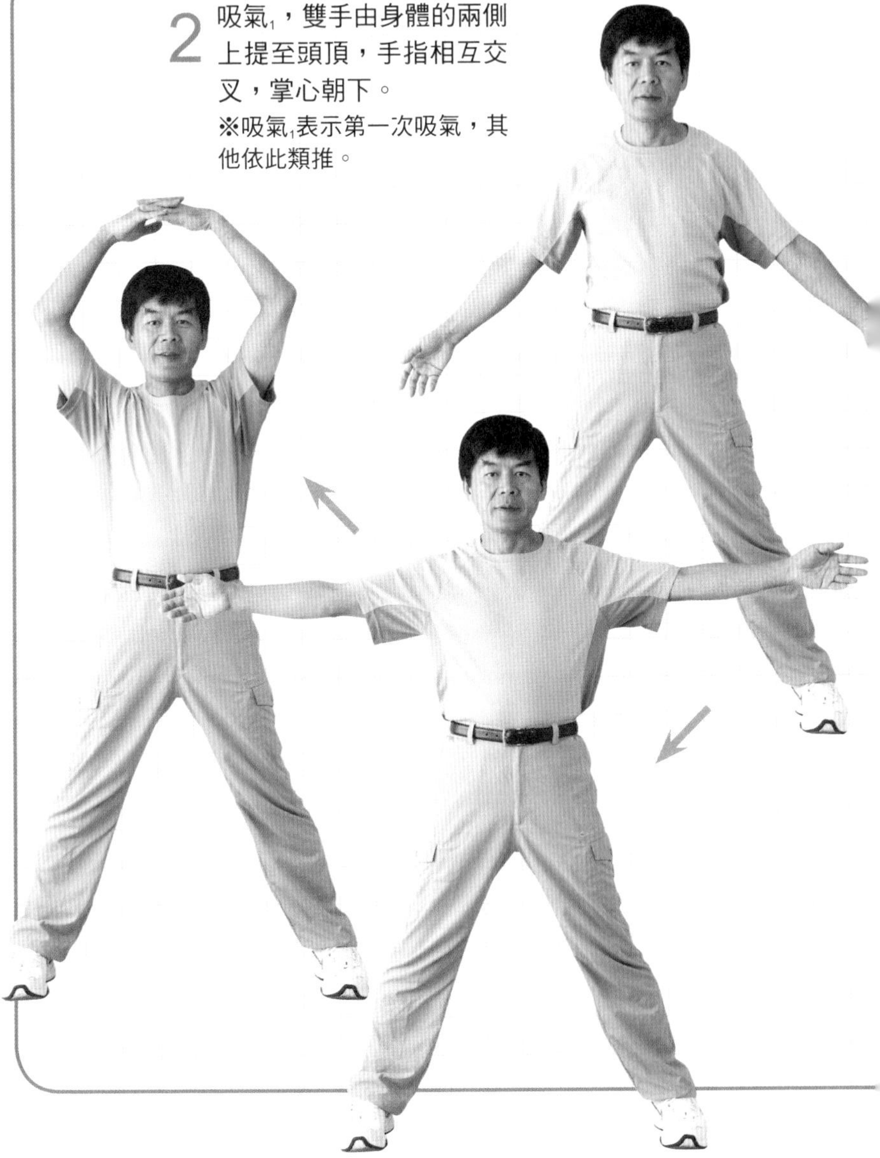

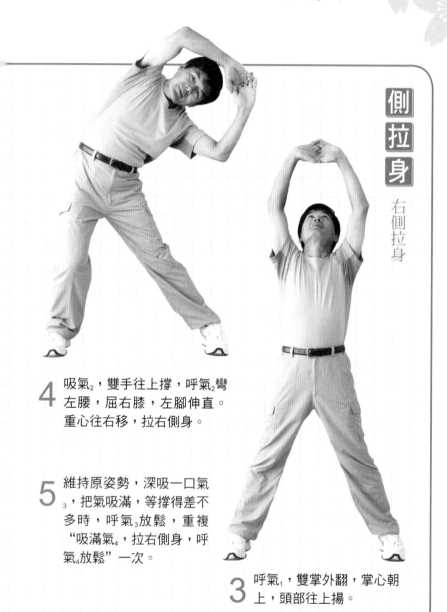

側拉身

右側拉身

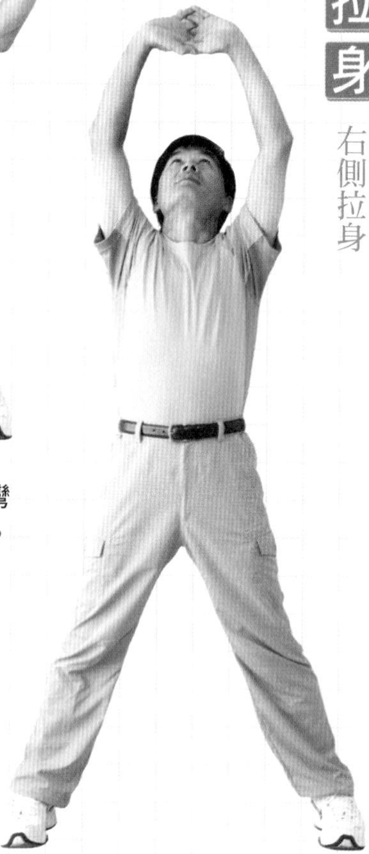

3 呼氣$_1$，雙掌外翻，掌心朝上，頭部往上揚。

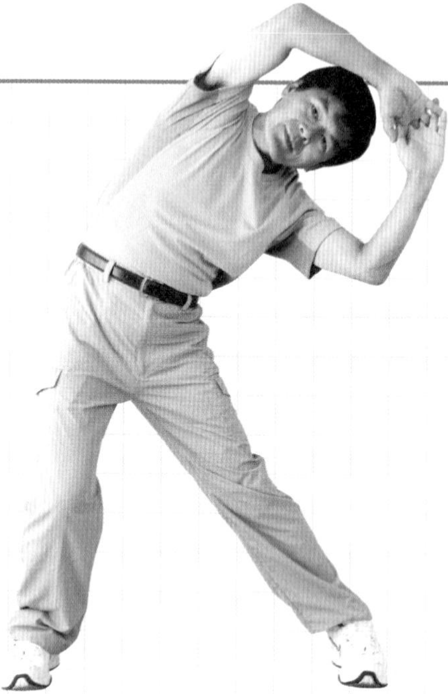

4 吸氣$_2$，雙手往上撐，呼氣$_2$彎左腰，屈右膝，左腳伸直。重心往右移，拉右側身。

5 維持原姿勢，深吸一口氣$_3$，把氣吸滿，等撐得差不多時，呼氣$_3$放鬆，重複“吸滿氣$_4$，拉右側身，呼氣$_4$放鬆”一次。

6 再深吸一口氣[5]，身體回到正中，呼氣[5]放鬆，雙手放下。總共吸氣，呼氣五次。

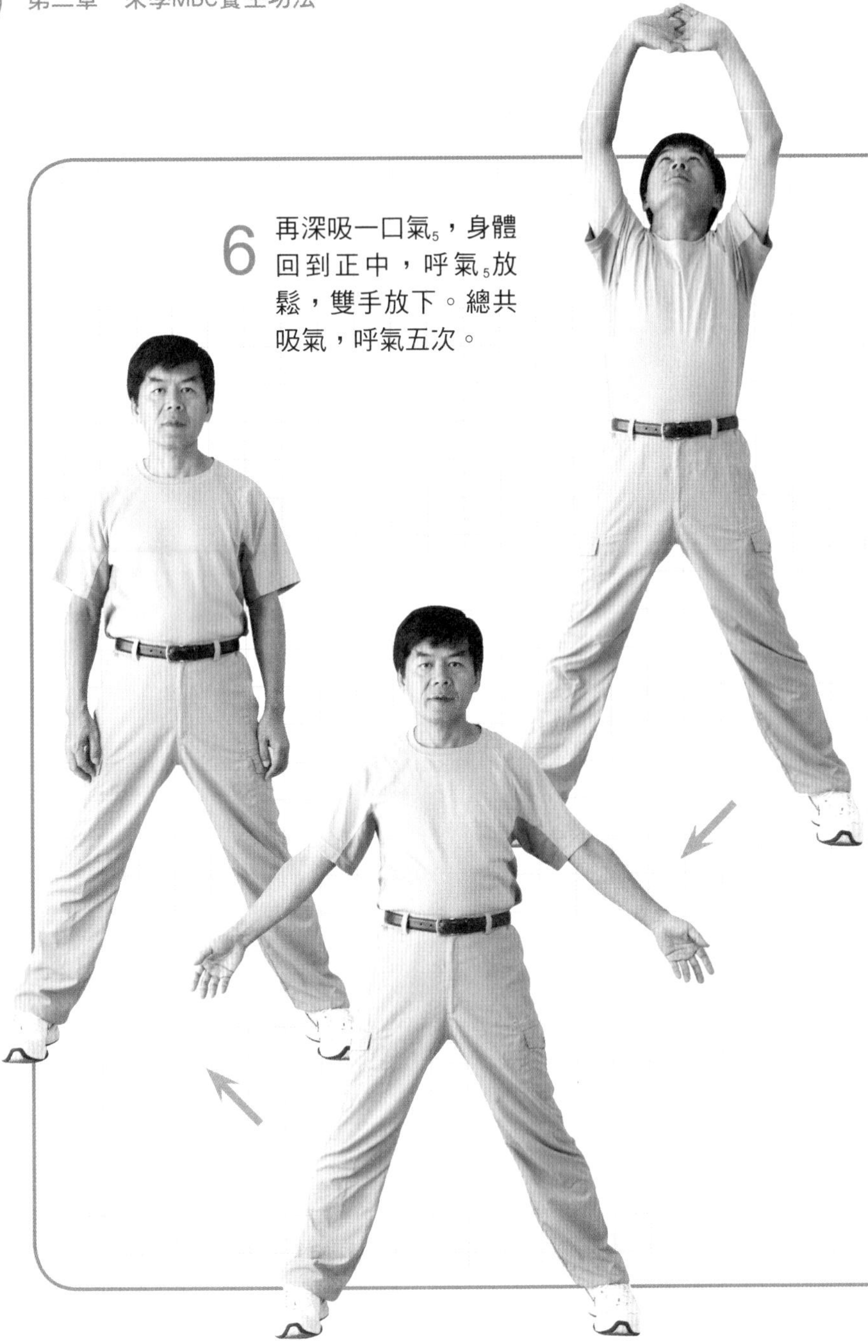

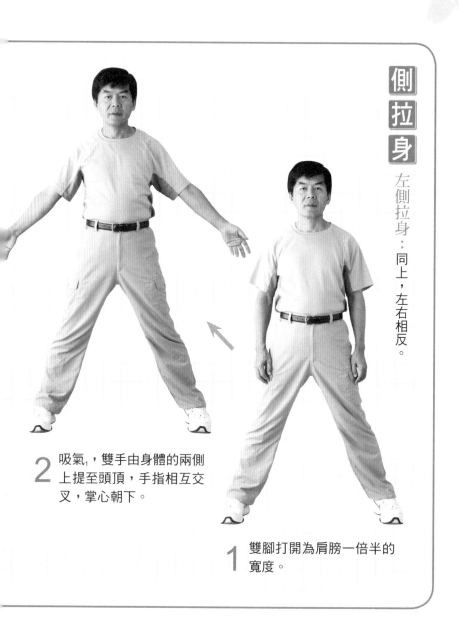

側拉身

左側拉身：同上，左右相反。

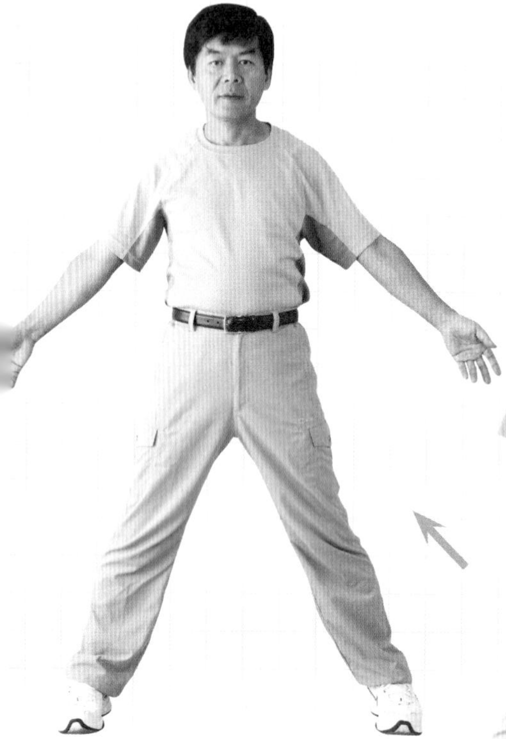

2 吸氣，雙手由身體的兩側上提至頭頂，手指相互交叉，掌心朝下。

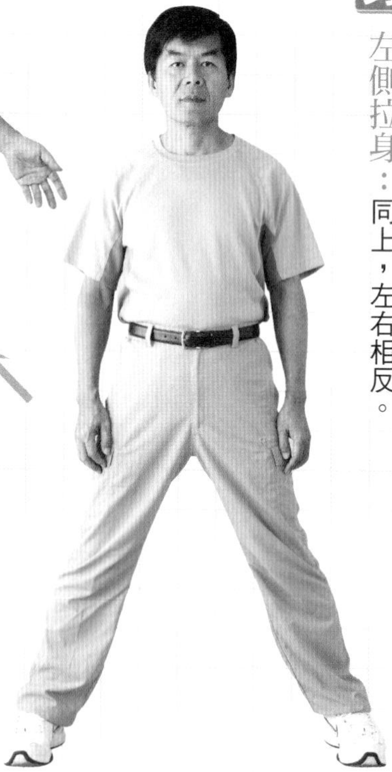

1 雙腳打開為肩膀一倍半的寬度。

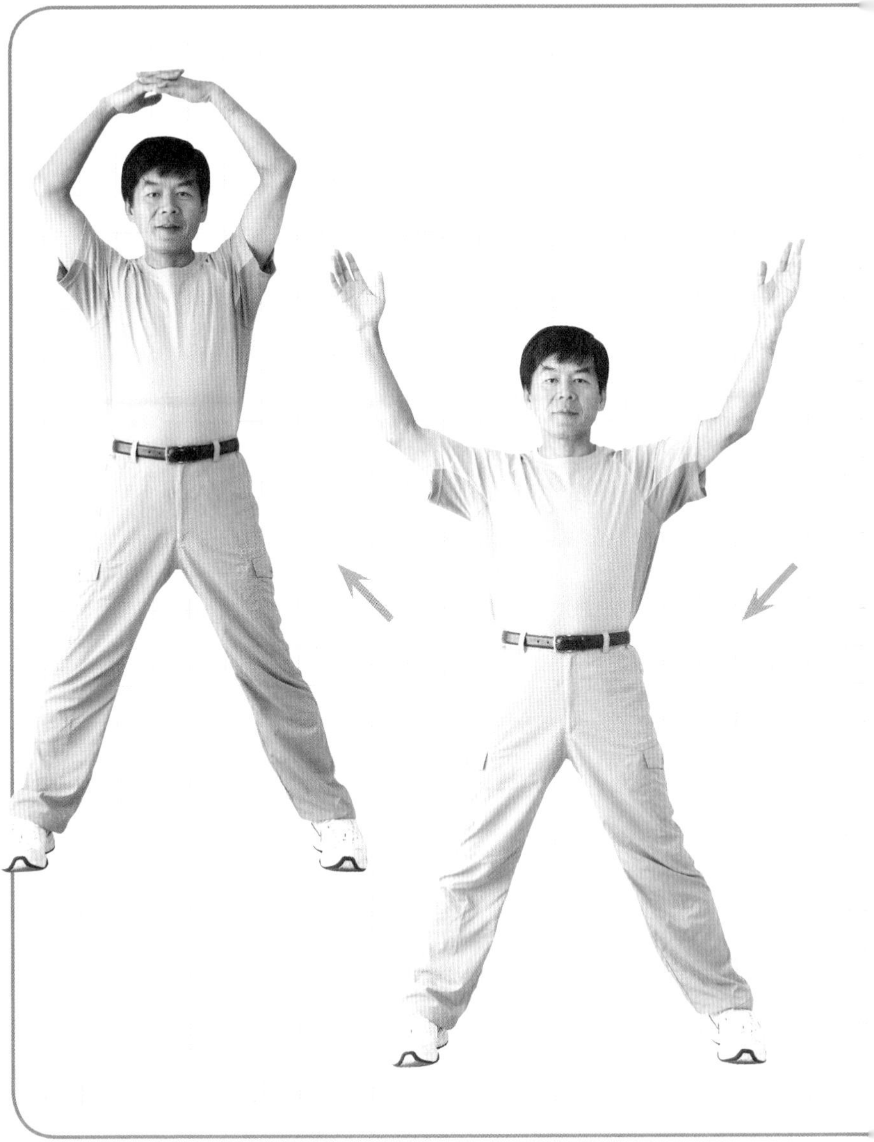

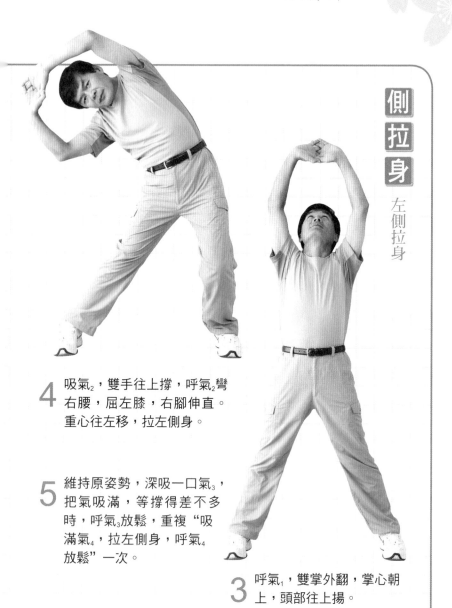

側拉身

左側拉身

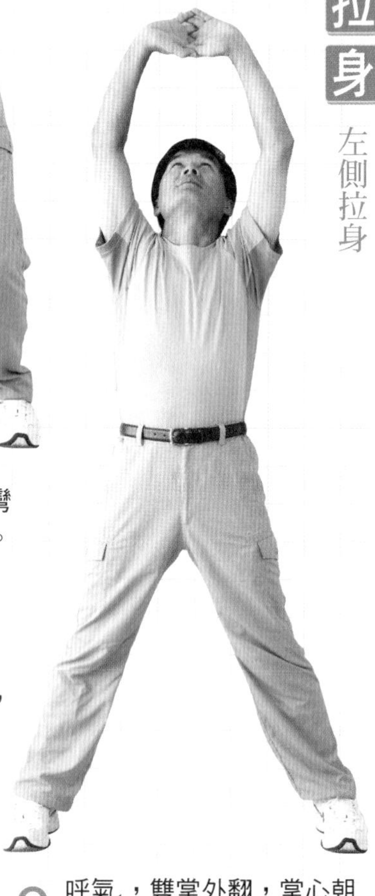

3 呼氣$_{1}$，雙掌外翻，掌心朝上，頭部往上揚。

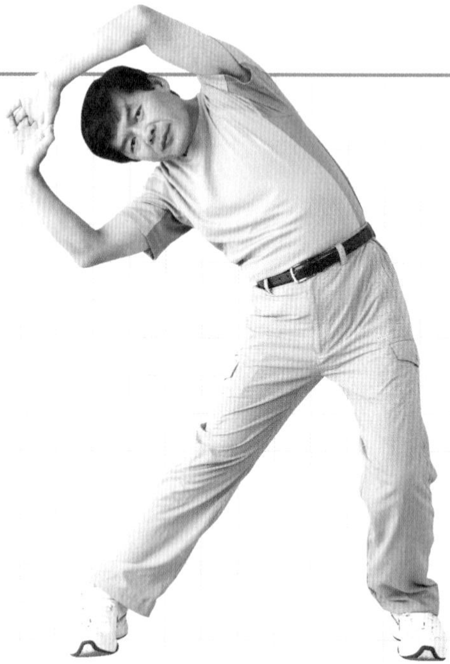

4 吸氣$_{2}$，雙手往上撐，呼氣$_{2}$彎右腰，屈左膝，右腳伸直。重心往左移，拉左側身。

5 維持原姿勢，深吸一口氣$_{3}$，把氣吸滿，等撐得差不多時，呼氣$_{3}$放鬆，重複“吸滿氣$_{4}$，拉左側身，呼氣$_{4}$放鬆”一次。

6 再深吸一口氣5，身體回到正中，呼氣5放鬆，雙手放下。手放下的方式有兩種，一種同右側拉身，另一種則是雙手翻掌向下。總共吸氣，呼氣五次。

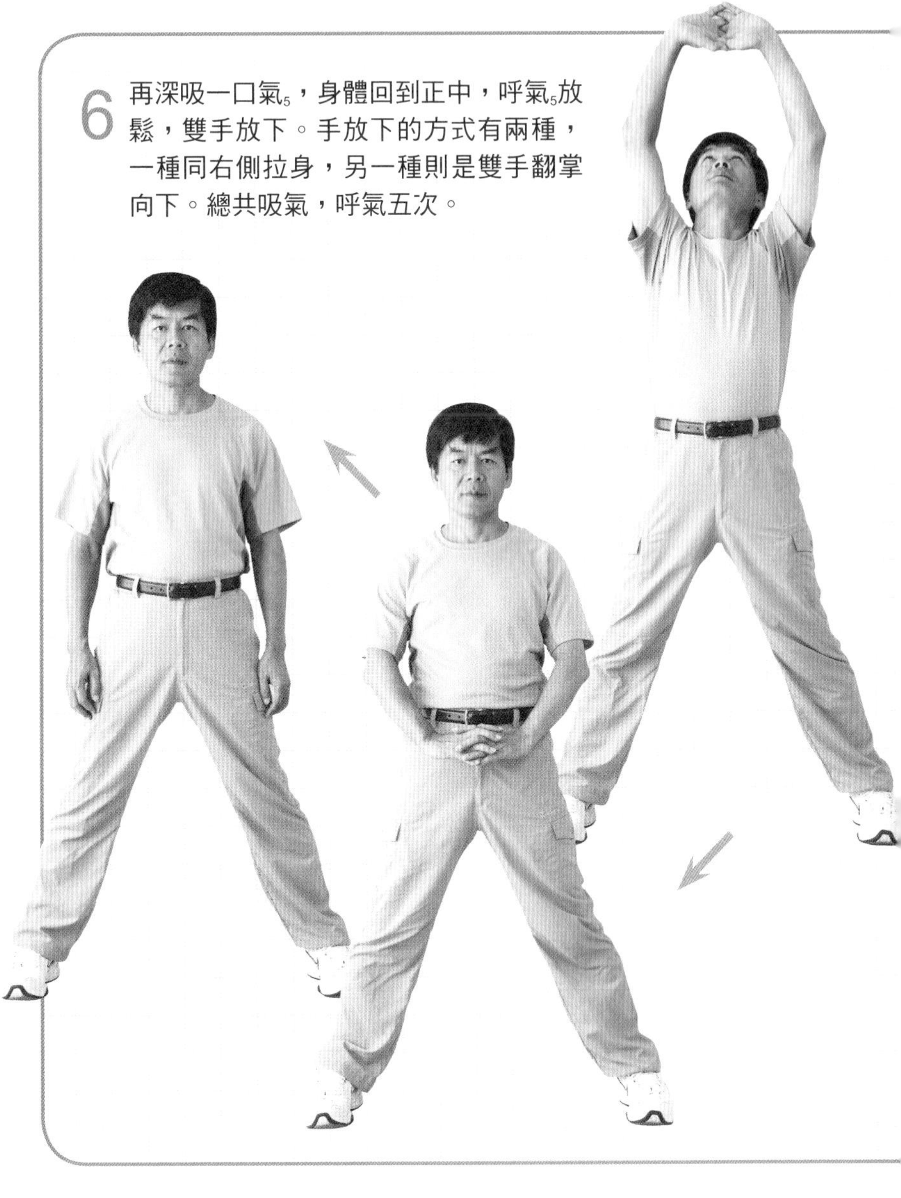

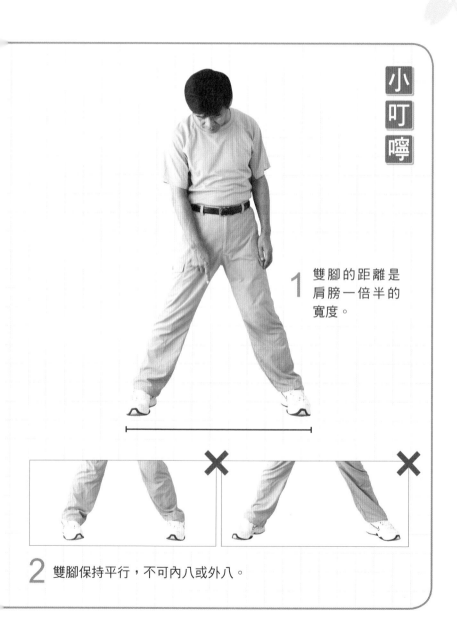

小叮嚀

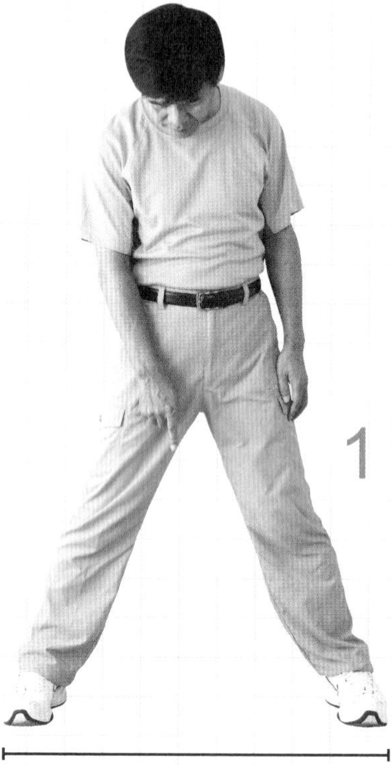

1 雙腳的距離是肩膀一倍半的寬度。

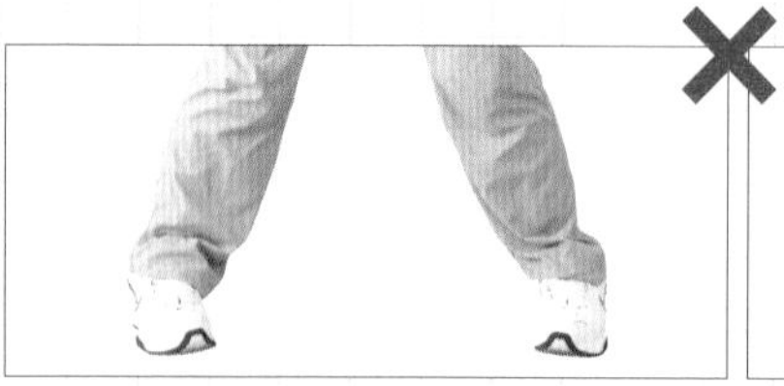

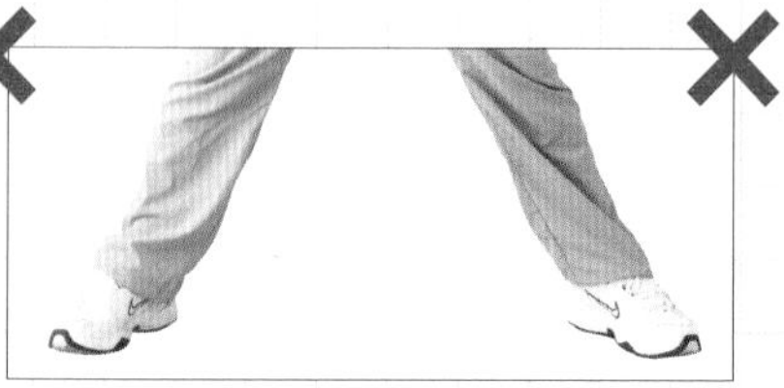

2 雙腳保持平行，不可內八或外八。

3 呼氣時要放鬆被拉的腰身。

4 盡量做到臉部與地面平行。

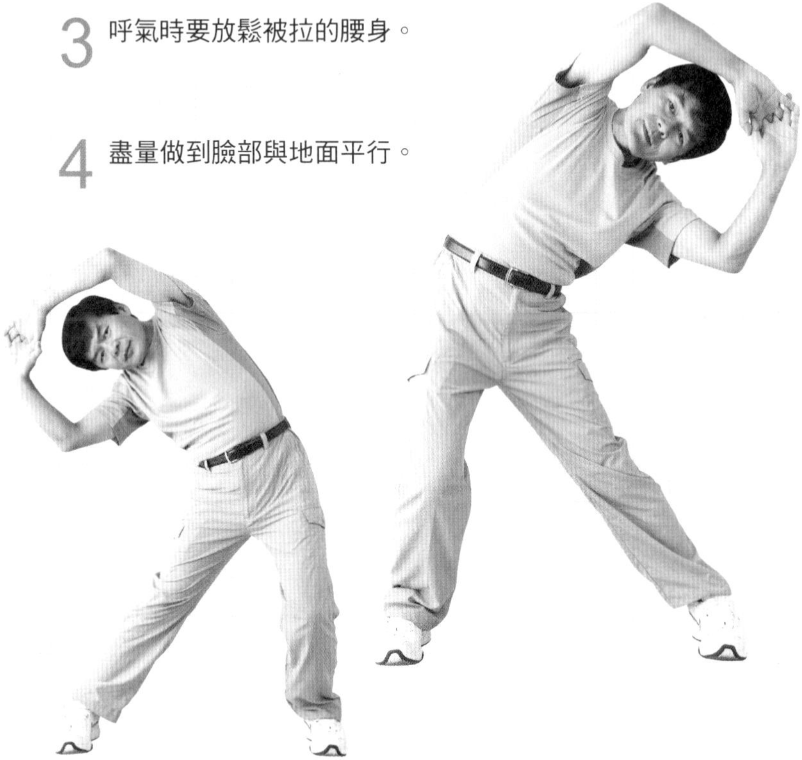

進階

在步驟3、4中，呼氣，雙掌外翻，頭部往上仰，吸氣時，若用胸式呼吸，手不動，將意念集中在百會，很容易會得到氣感。

拔骨

又名九轉珠，藉由動作使每一塊骨頭都得到扭轉，使全身的筋骨鬆軟，好像每塊骨頭都被拔了一下，所以稱為「拔骨」。

◎功效：

1、藉由身體的動作，扭轉兩次的脊柱。
2、能使胯部鬆軟，讓每個關節得到氣血的滋潤，預防退化性關節炎。
3、藉由拉鬆的動作，舒展肩膀的肌肉，預防五十肩及頸肩酸痛。

步驟 ▼▼▼▼ 左拔骨

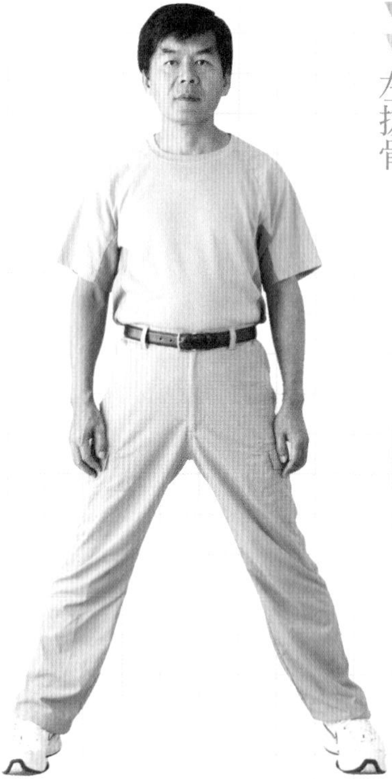

1 雙腳打開為肩膀一倍半的寬度。

2 雙手在胸前交叉互握（左手在上，右手在下）。

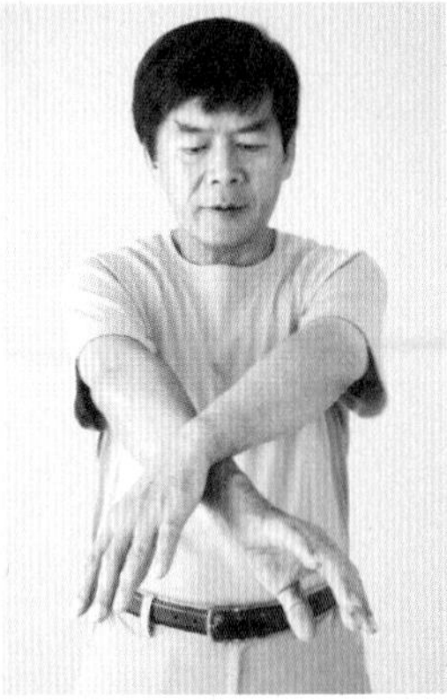

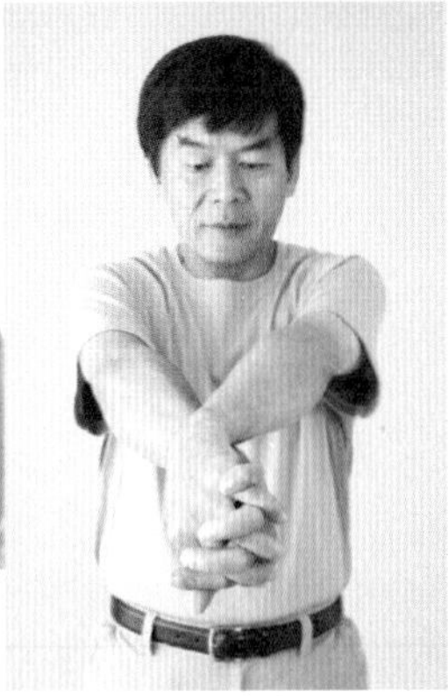

3 吸氣$_1$頭上抬，雙手輕鬆上提，呼氣$_1$頭放下。

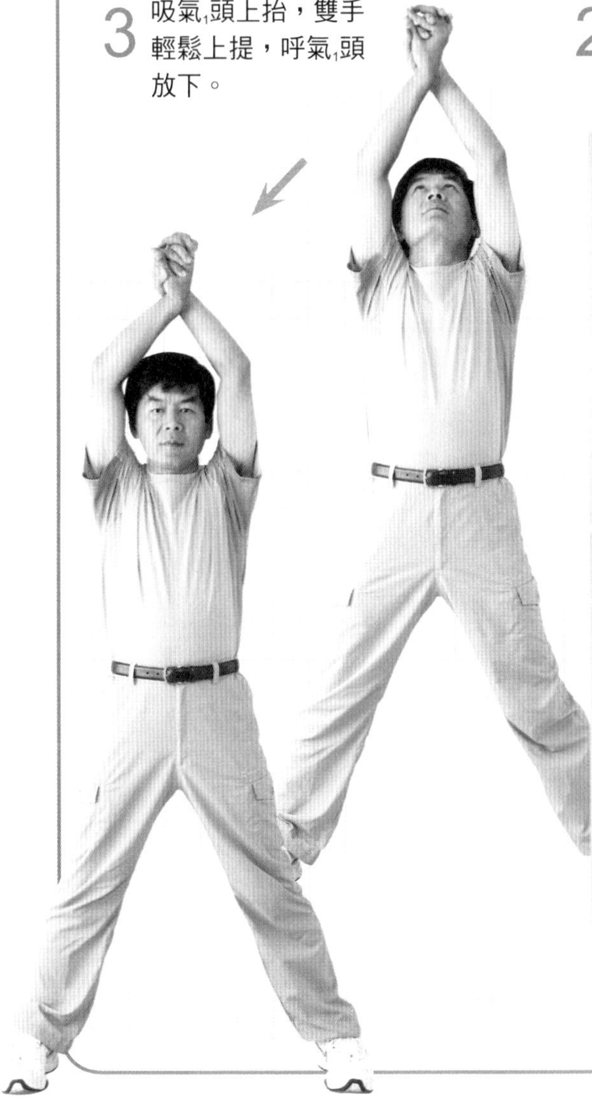

拔骨

左拔骨

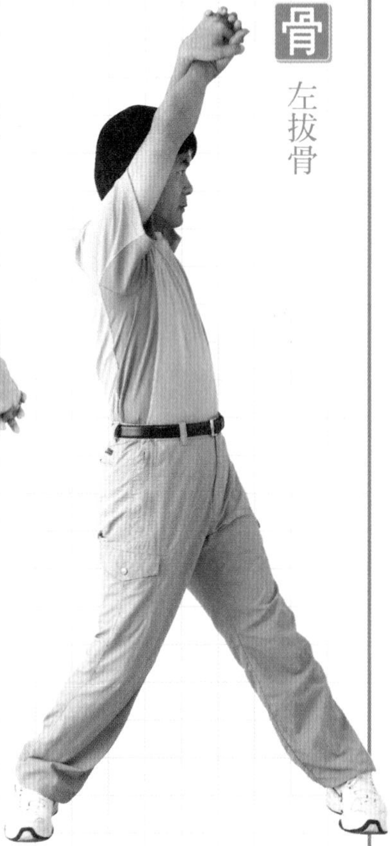

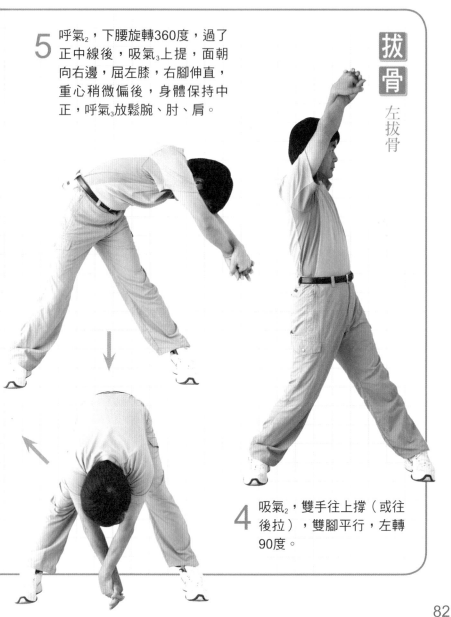

4 吸氣$_2$，雙手往上撐（或往後拉），雙腳平行，左轉90度。

5 呼氣$_2$，下腰旋轉360度，過了正中線後，吸氣$_3$上提，面朝向右邊，屈左膝，右腳伸直，重心稍微偏後，身體保持中正，呼氣$_3$放鬆腕、肘、肩。

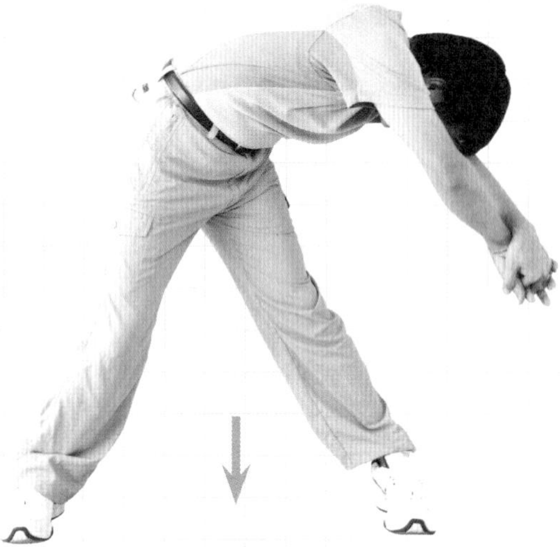

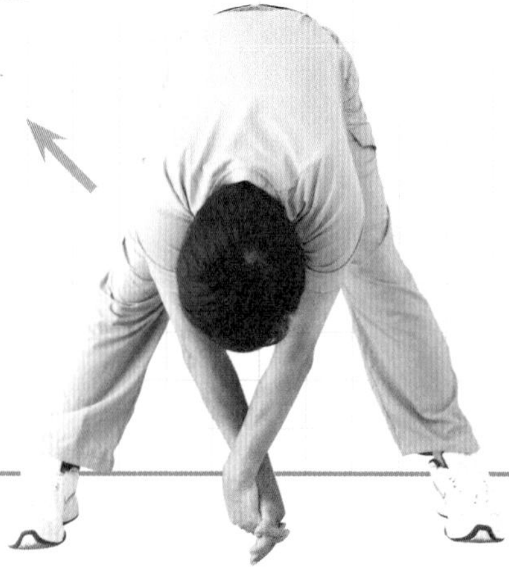

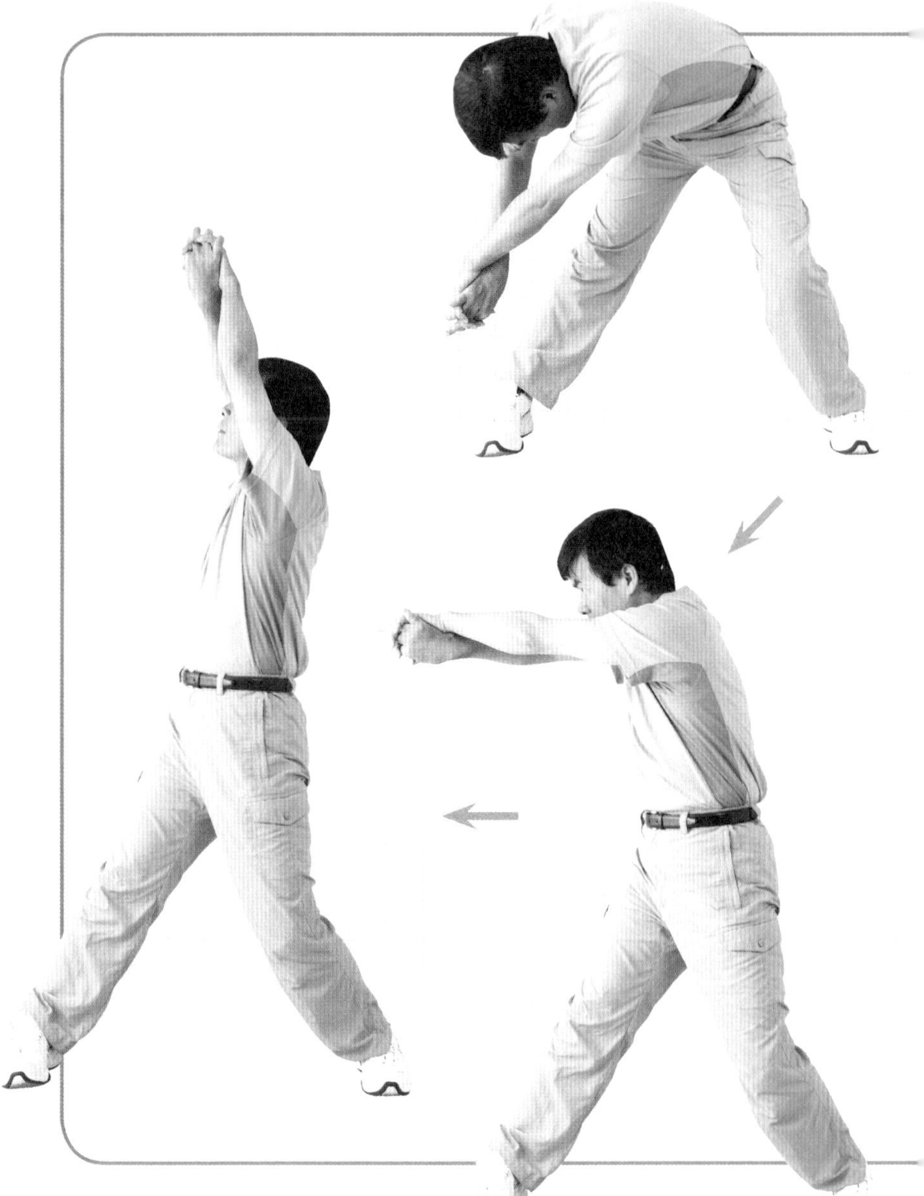

拔骨

左拔骨

6 吸氣$_{4}$上提，把氣吸滿，呼氣$_{4}$放鬆。再重複吸氣$_{5}$、呼氣$_{5}$一次。

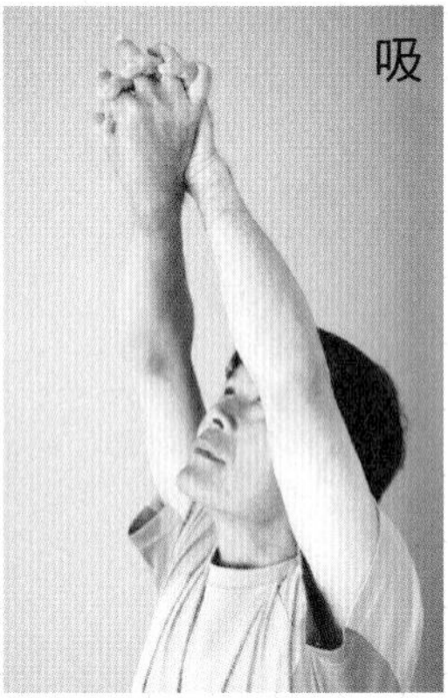

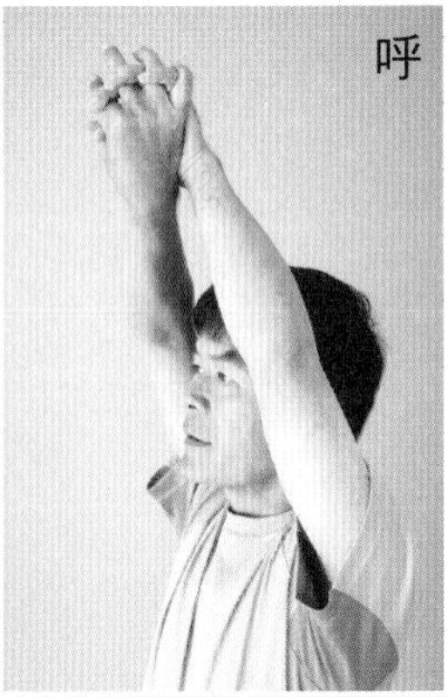

7 吸氣$_{6}$，回到正中，呼氣$_{6}$雙手放下。總共吸氣、呼氣六次。

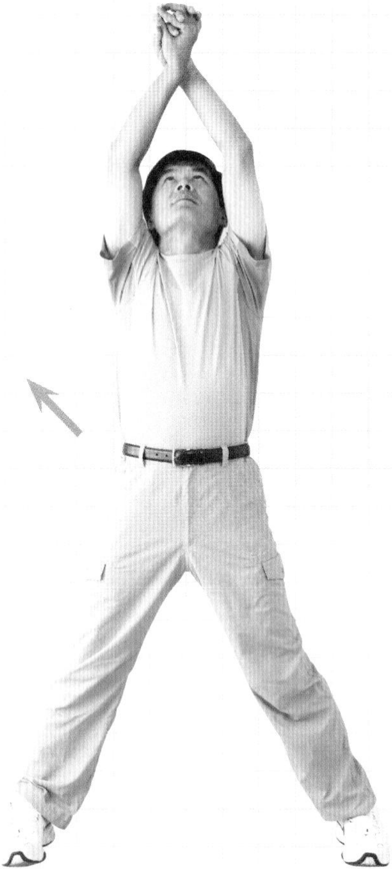

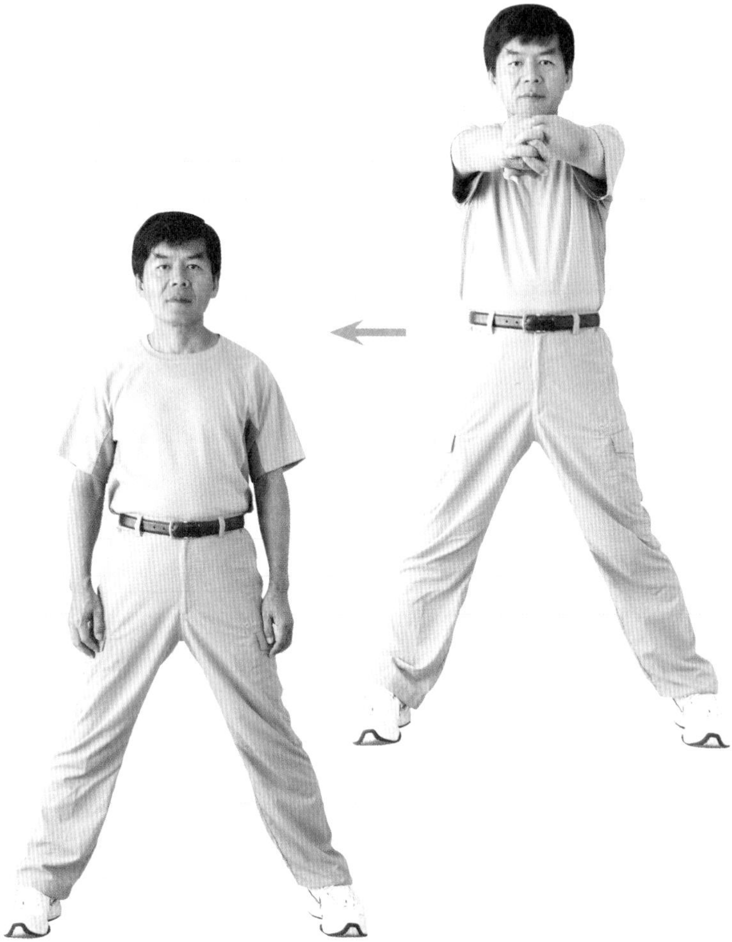

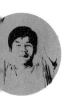

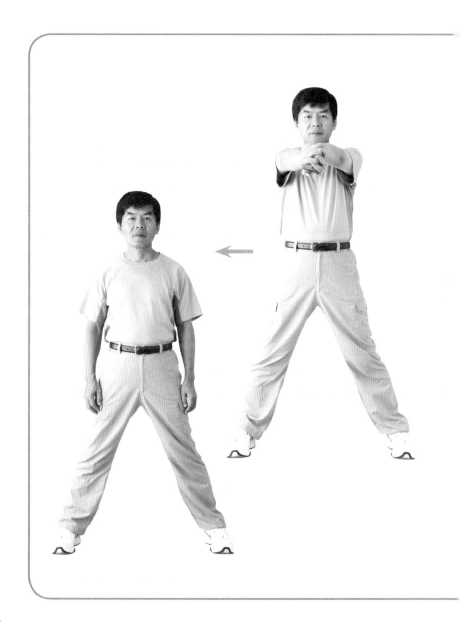

拔骨

右拔骨：同上，左右相反。

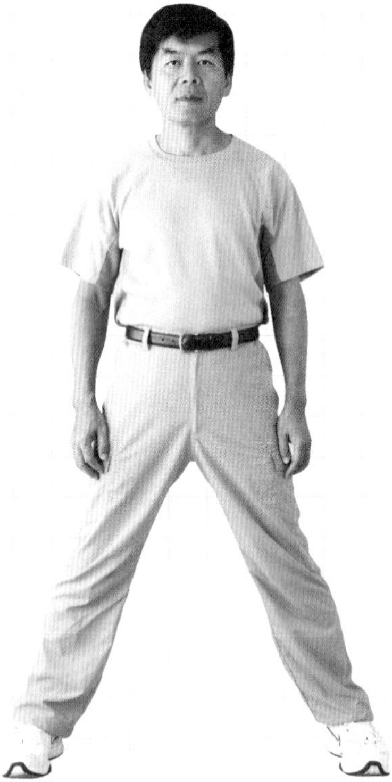

1 雙腳打開為肩膀一倍半的寬度。

2 雙手在胸前交叉互握（右手在上，左手在下）。

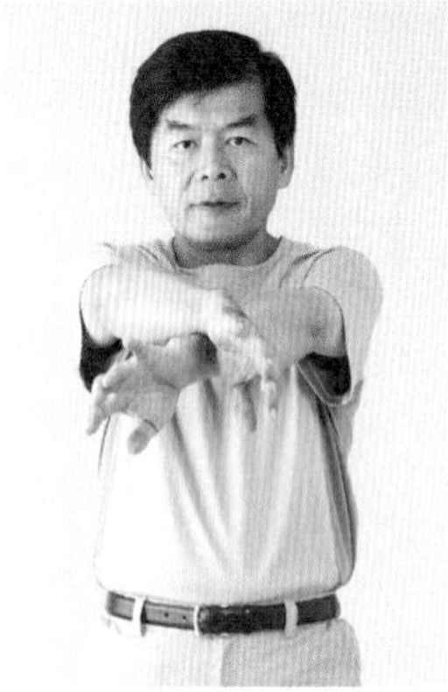

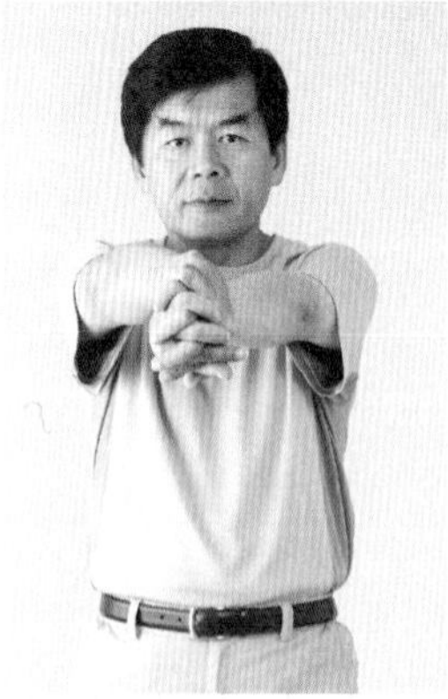

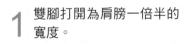

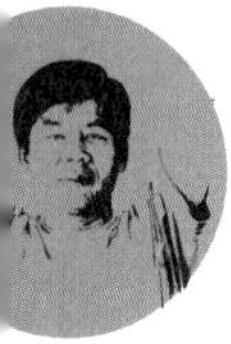

3 吸氣1頭上抬，雙手輕鬆上提，呼氣1頭放下。

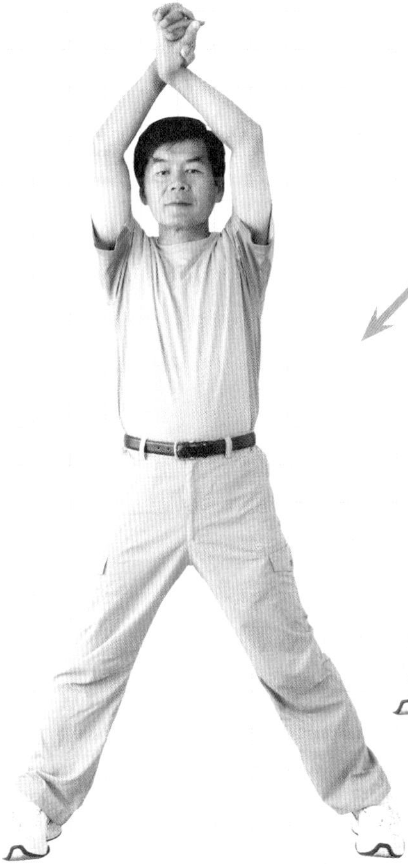

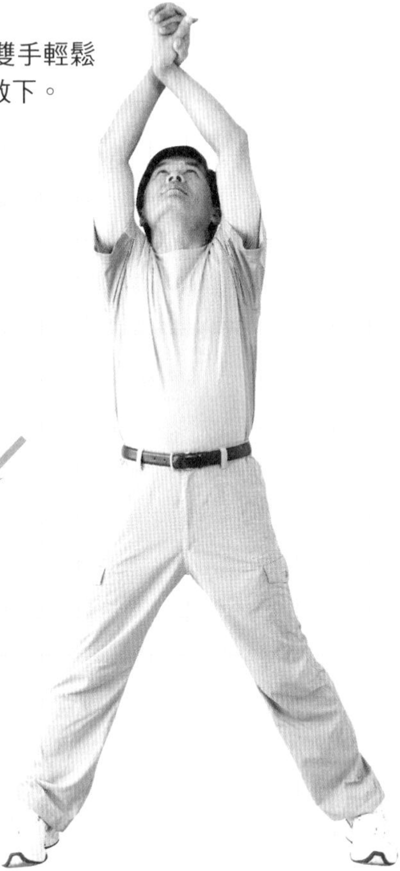

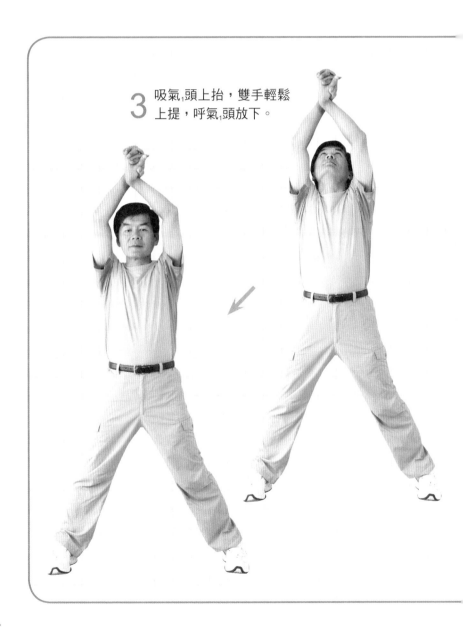

拔骨

右拔骨

4 吸氣$_2$，雙手往上撐（或往後拉），雙腳平行，右轉90度。

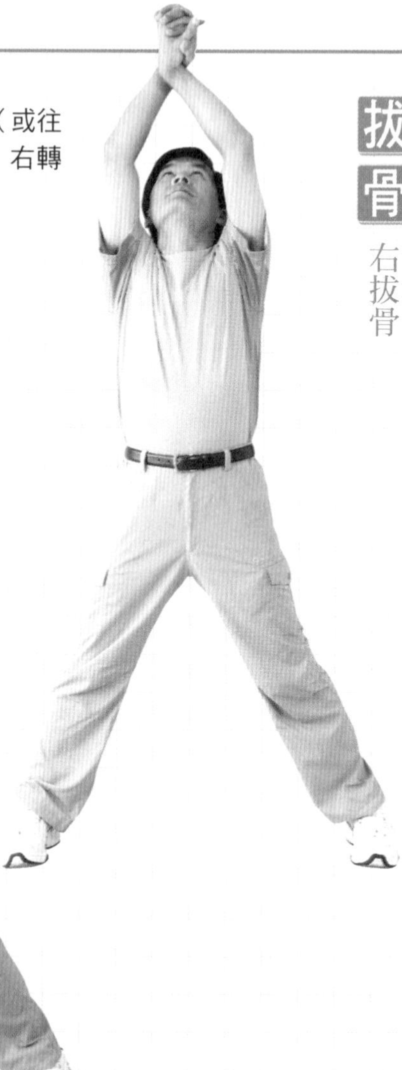

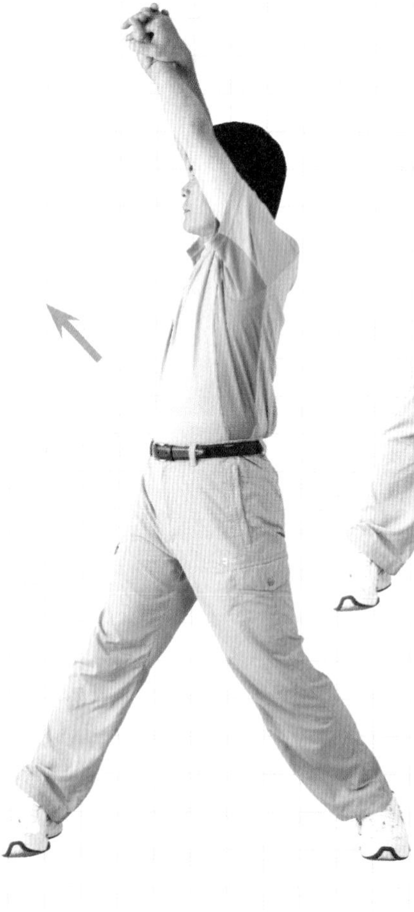

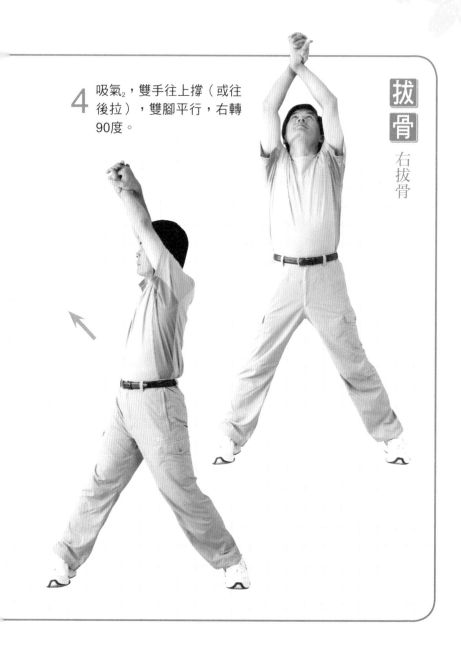

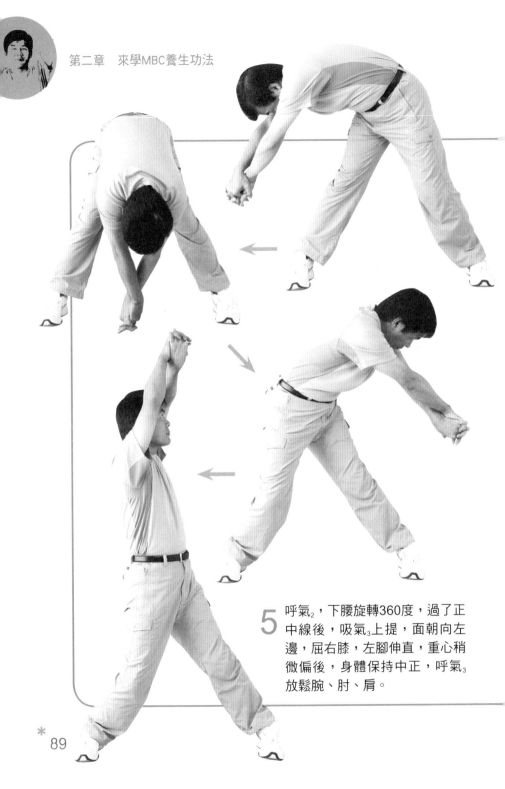

5 呼氣$_2$，下腰旋轉360度，過了正中線後，吸氣$_3$上提，面朝向左邊，屈右膝，左腳伸直，重心稍微偏後，身體保持中正，呼氣$_3$放鬆腕、肘、肩。

拔骨

右拔骨

6 吸氣4上提，把氣吸滿，呼氣4放鬆。再重複吸氣5、呼氣5一次。

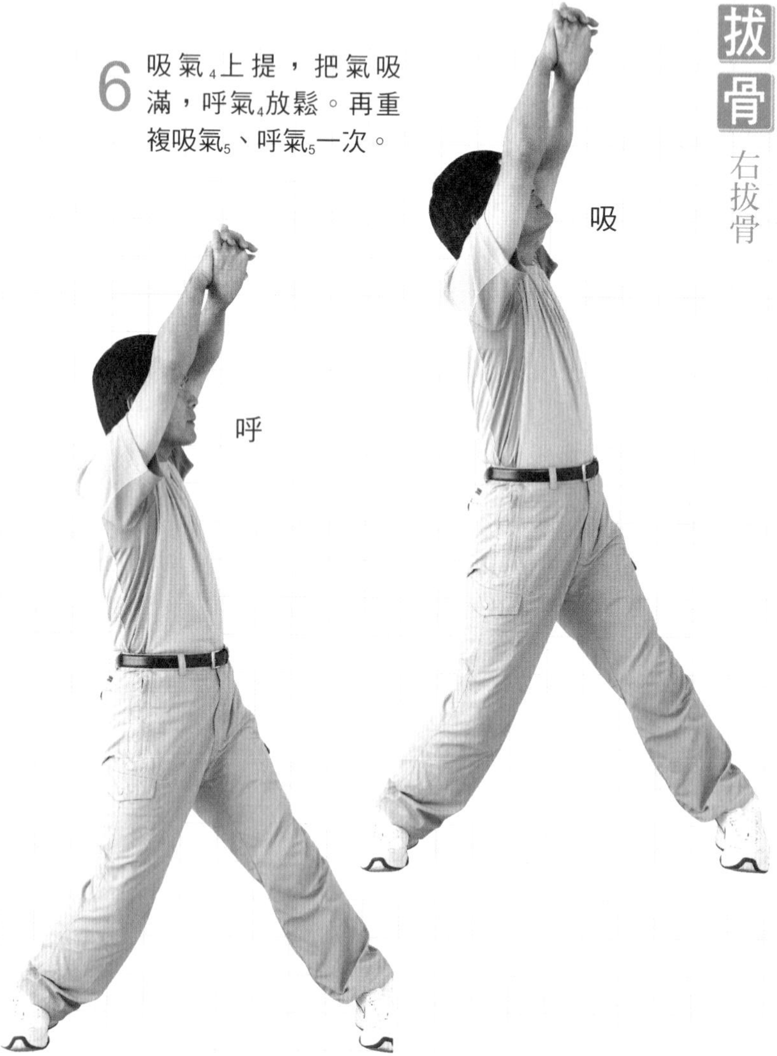

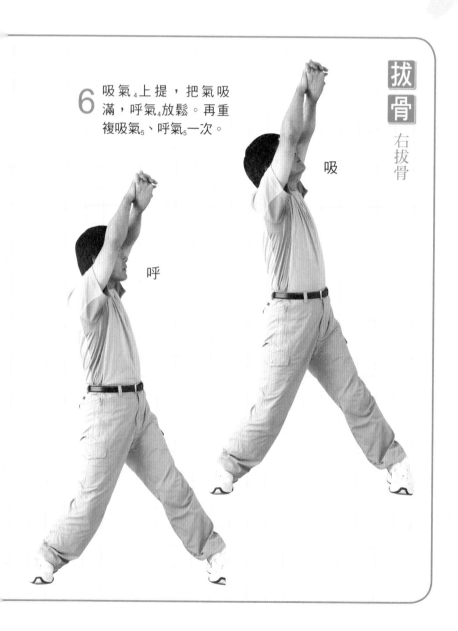

7 吸氣$_6$，回到正中間，呼氣$_6$雙手放下。總共吸氣、呼氣六次。

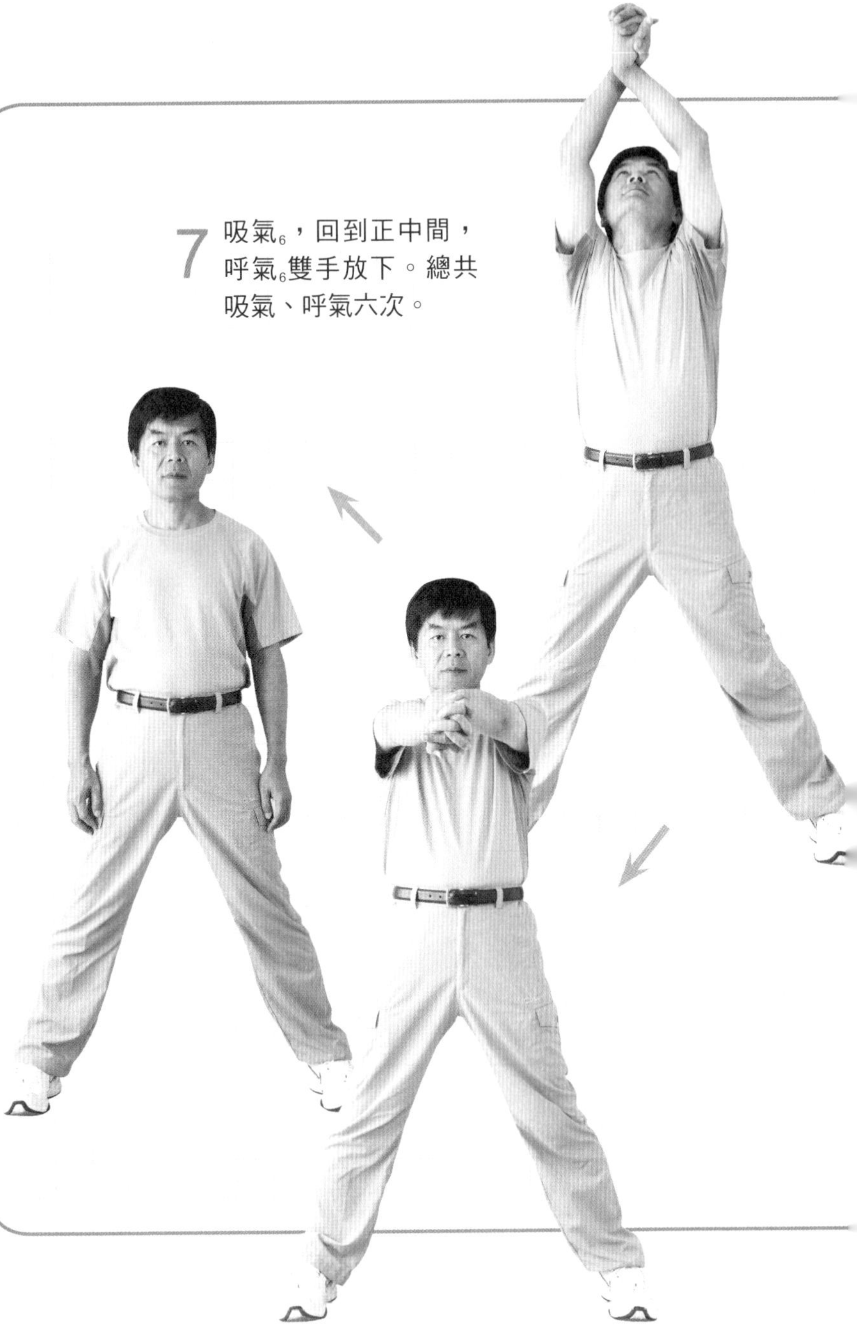

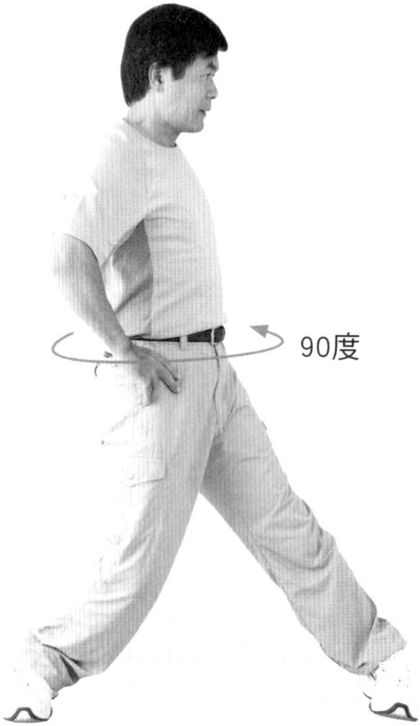

小叮嚀

1 雙腳的距離是肩膀一倍半的寬度。

2 雙腳保持平行，不可內八或外八。

3 胯部要盡量轉90度，手臂盡量往上撐或往後拉（左圖）。

4 呼氣時，將關節由腕、肘、肩、胯、膝、踝，一個個放鬆。

5 轉身之後，保持立身中正，雙足平行。

進階

1. 下腰旋轉360度，手指可在地上輕輕畫過，表示身足夠柔軟。
2. 下腰旋轉360度後，胯可完全轉至與面朝的方向平行。
3. 旋轉360度後，重心往後坐，最後把90%的重量放在後腳，10%的重量放在前腳，盡量放鬆前腳。

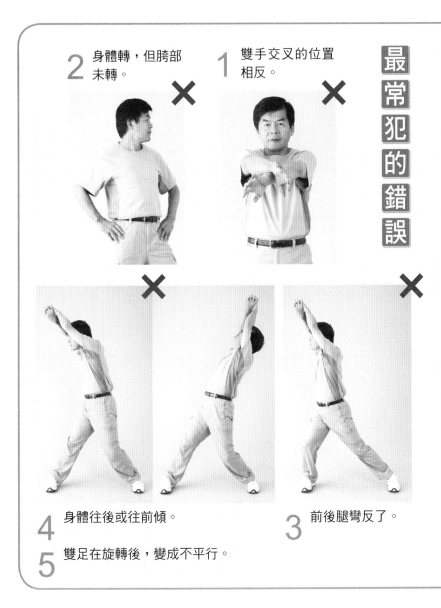

最常犯的錯誤

1 雙手交叉的位置相反。

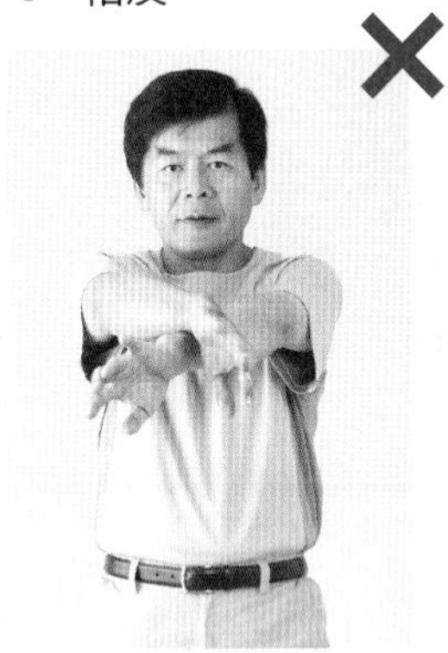

2 身體轉，但胯部未轉。

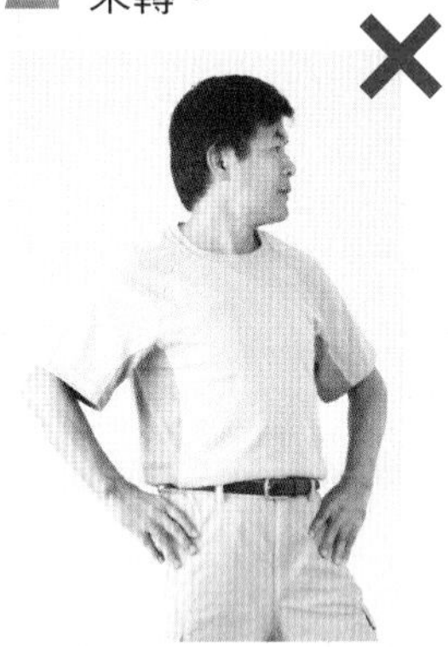

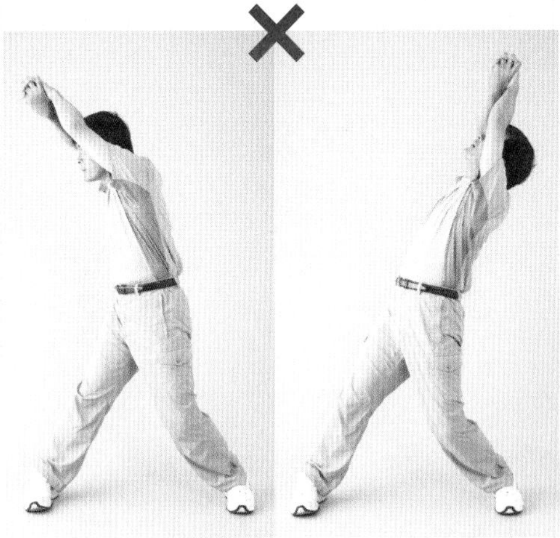

3 前後腿彎反了。

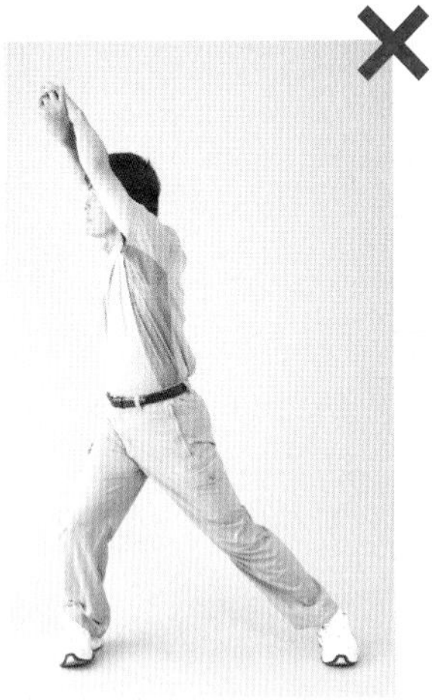

4 身體往後或往前傾。

5 雙足在旋轉後，變成不平行。

倒轉乾坤

又名下腰，藉由上身的下沉，雙腿打直，頭部的下引，使脊柱得到最大的垂直拉長。

◎功效：

1、脊柱藉身體的動作，全部被逐漸拉長。

2、可預防頸椎及腰椎的神經壓迫疼痛。

步驟▼▼▼▼

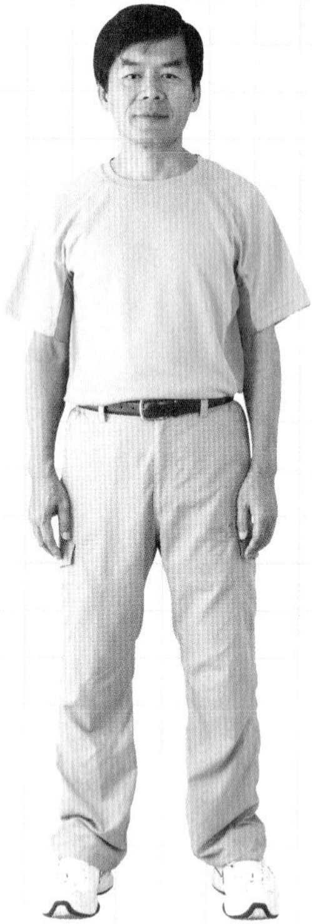

1 兩腳打開與肩同寬。

3 雙手上提，頭部往上注視手指。

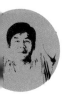

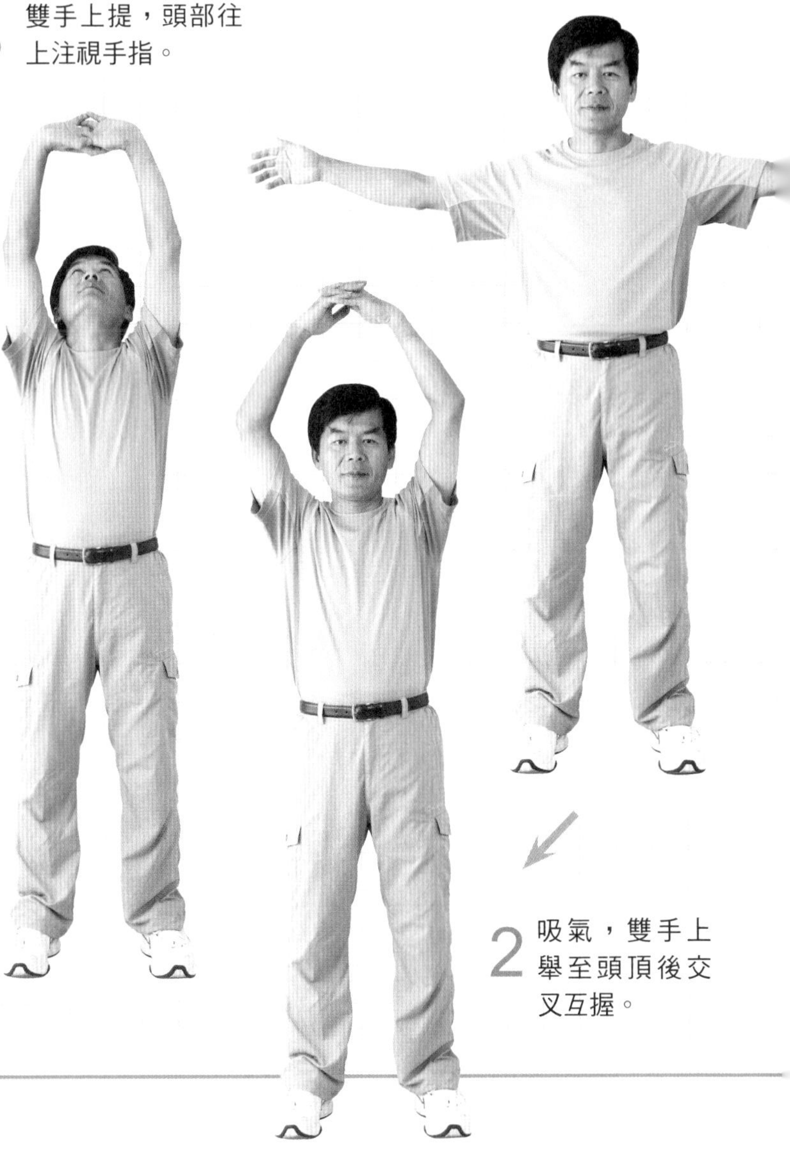

2 吸氣，雙手上舉至頭頂後交叉互握。

倒轉乾坤

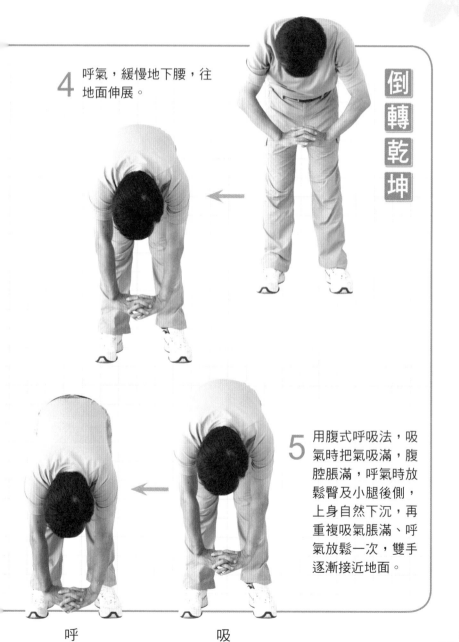

4 呼氣，緩慢地下腰，往地面伸展。

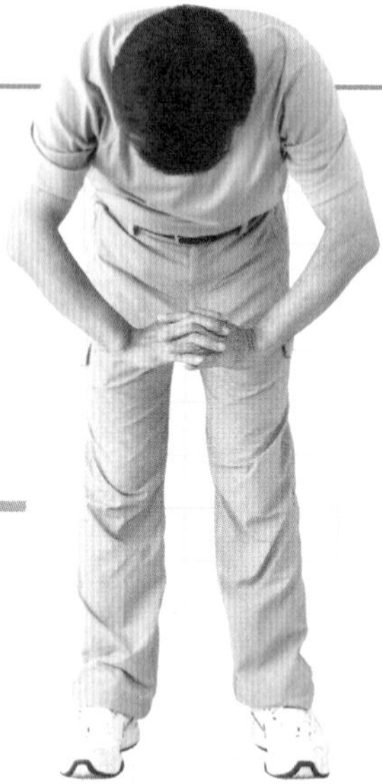

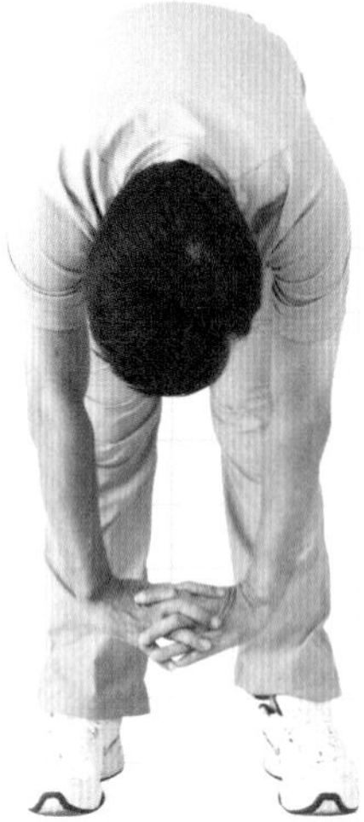

5 用腹式呼吸法，吸氣時把氣吸滿，腹腔脹滿，呼氣時放鬆臀及小腿後側，上身自然下沉，再重複吸氣脹滿、呼氣放鬆一次，雙手逐漸接近地面。

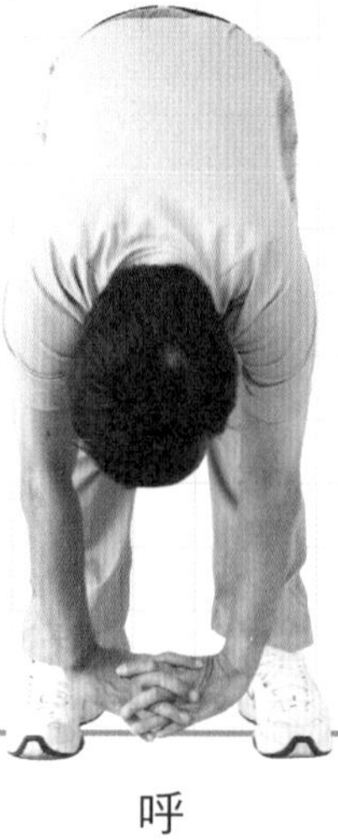

呼

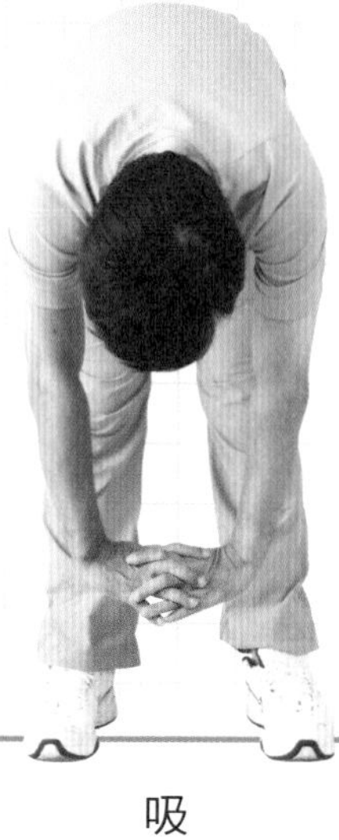

吸

側面
正面

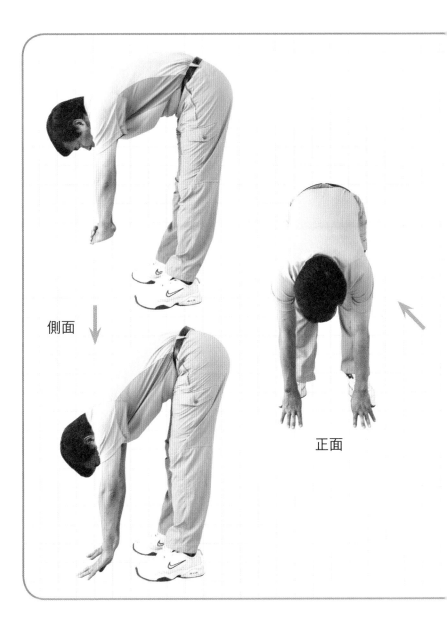

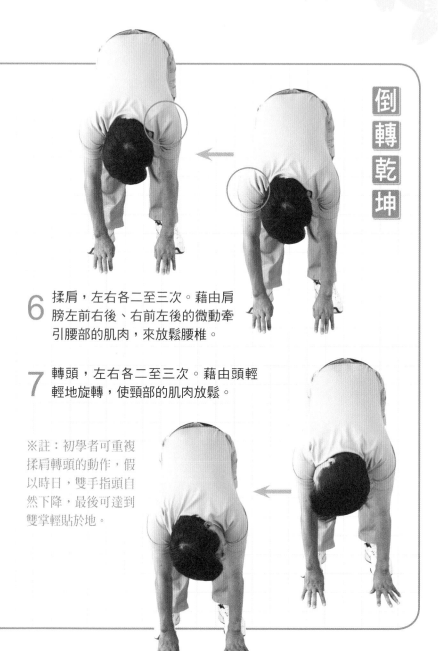

倒轉乾坤

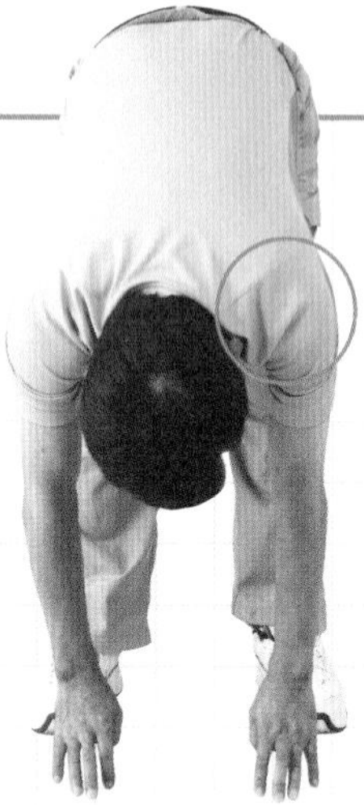

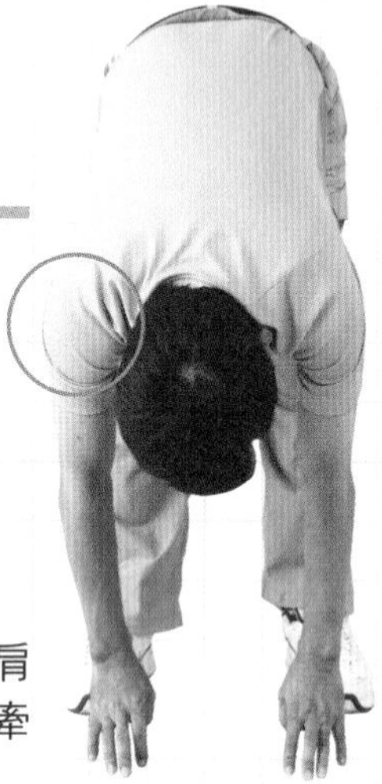

6 揉肩，左右各二至三次。藉由肩膀左前右後、右前左後的微動牽引腰部的肌肉，來放鬆腰椎。

7 轉頭，左右各二至三次。藉由頭輕輕地旋轉，使頸部的肌肉放鬆。

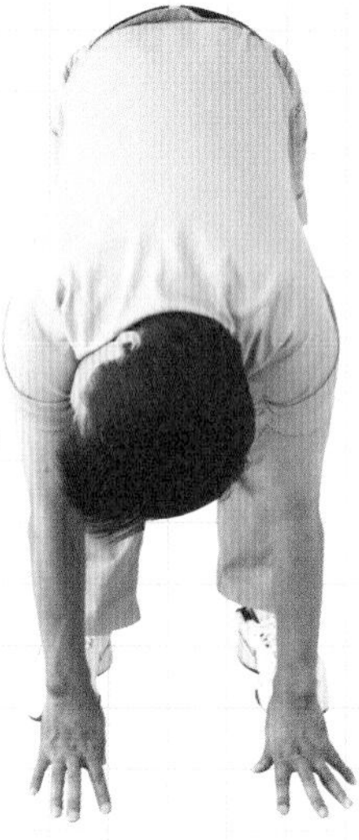

※註：初學者可重複揉肩轉頭的動作，假以時日，雙手指頭自然下降，最後可達到雙掌輕貼於地。

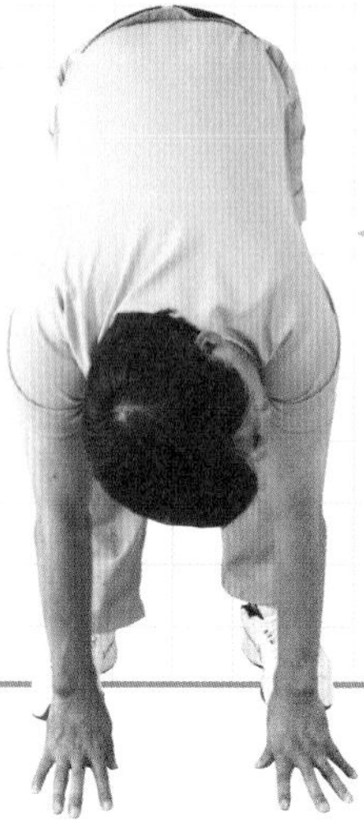

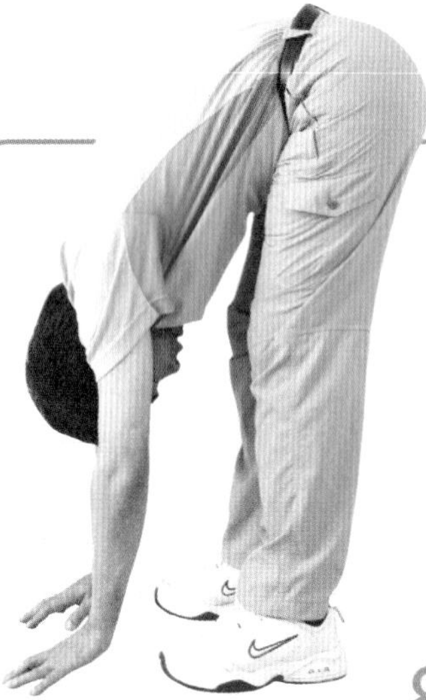

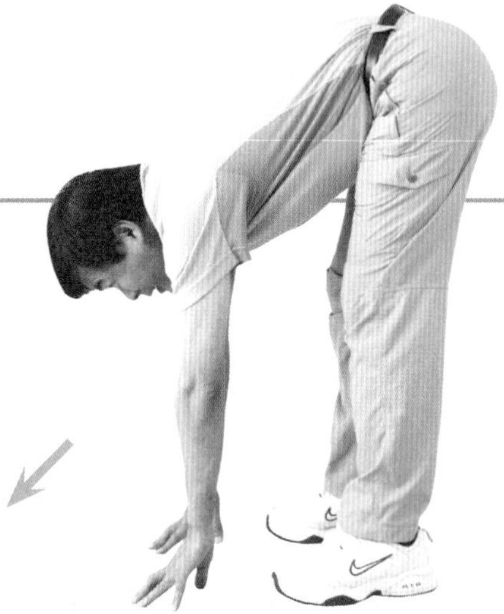

8 待整個背脊鬆軟後，微抬後腦，再輕鬆放下，接著頭部順、逆時針各轉三次小轉後，再轉三次大轉，此一部分請參照DVD的動作。

※註：

1、抬頭時，張眼張口，自然吸氣，放下時，閉眼收口，自然用口呼氣。
2、初學者，請省略大小轉的動作，直接進入蹲功的練習，以免運動傷害。

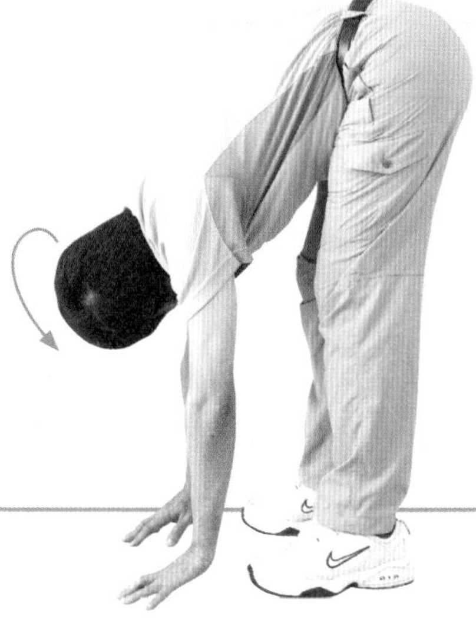

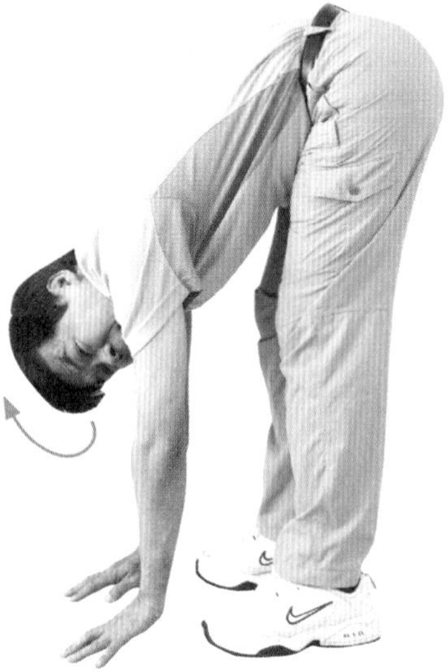

倒轉乾坤

轉頭分成2種

1、小轉，為頭部微微的轉動。

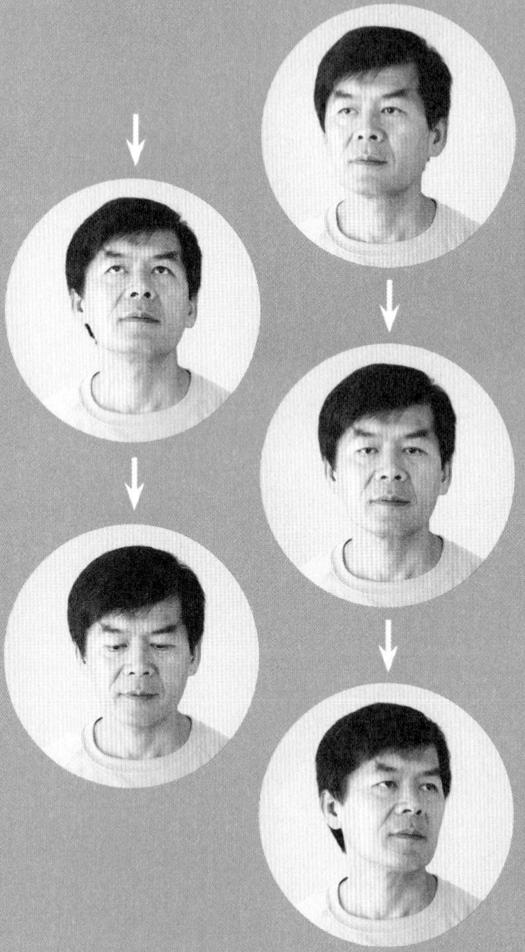

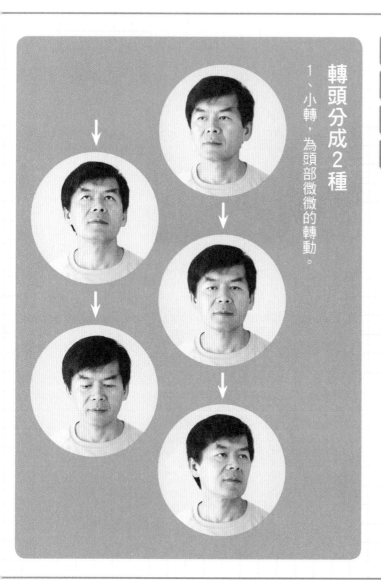

2、大轉，為頭部跟頸部全部都在轉，轉的幅度較大，牽引的肌肉更多，也加深了脊柱的運動。

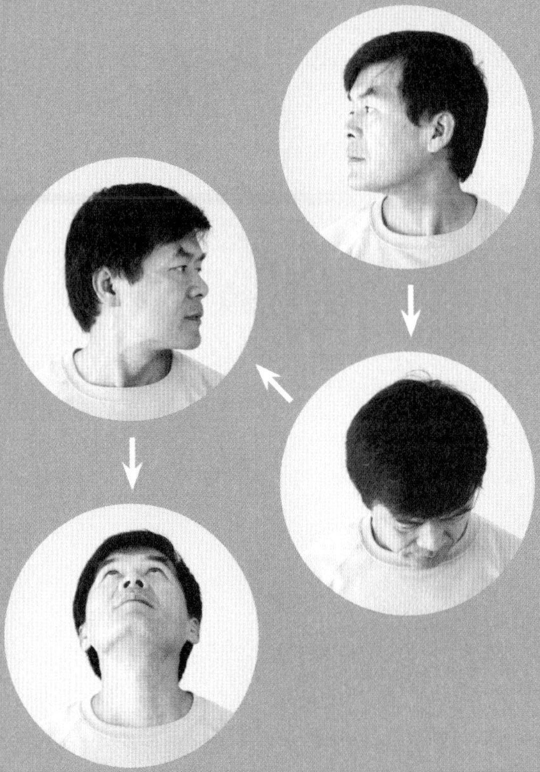

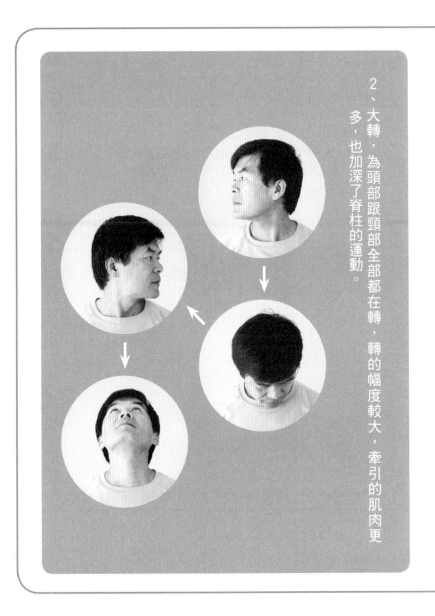

9 屈膝下蹲，做蹲功的練習，使拉長的脊柱脊椎一個個還原，將重心放在腳跟，雙腳不離地，藉由吸滿呼盡法，使大腿、小腿、腳掌得到最大的舒展，若想功夫深，可蹲個3～5分鐘。

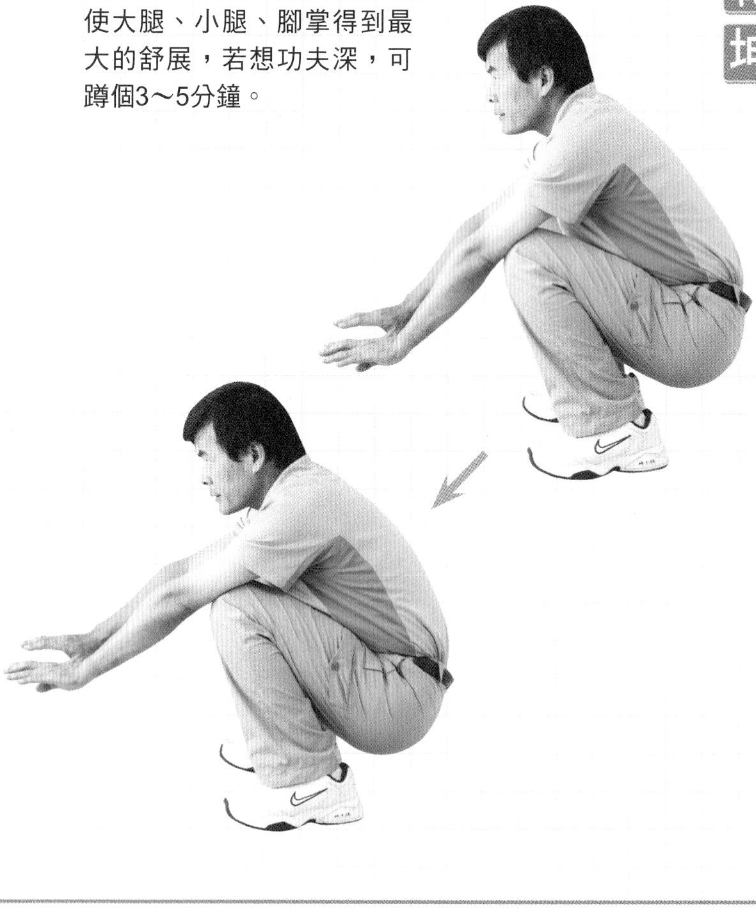

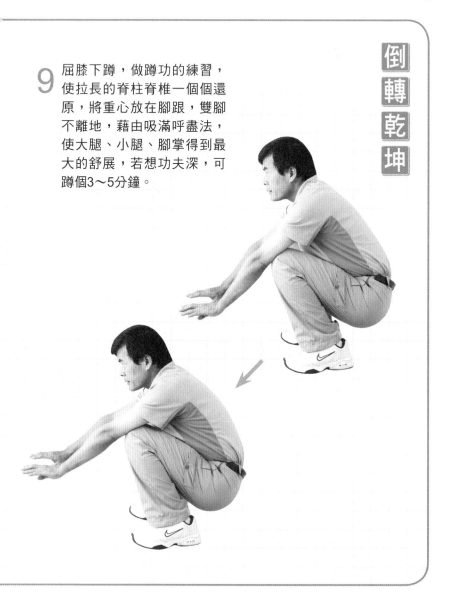

10 起身時，緩緩的站起來，以免頭暈。

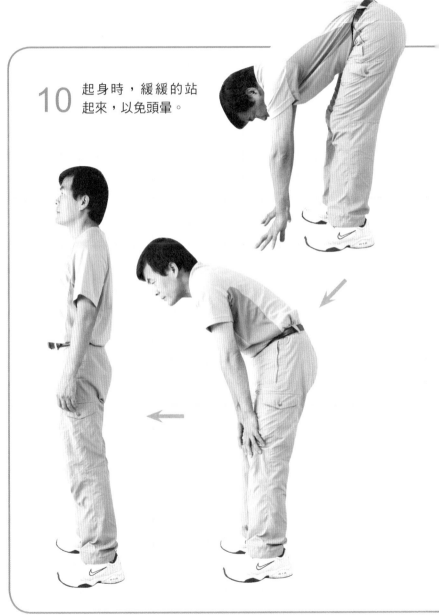

小叮嚀

1 下腰時，雙腿打直，逐漸做到膝蓋骨鬆軟的地步。

2 做此式，絕對要順其自然，每天一點一滴的下腰，使脊柱逐漸拉長，否則容易拉傷肌肉。

3 做蹲功時，很容易灌頂，也很容易氣注丹田。由於氣血逐漸滯留腹腔，身體的重心自然往後，有時會撐不住而往後坐，這並非不尋常（如下圖）。

4 若有起坐性低血壓或骨質疏鬆的病史，不適合練習此式。

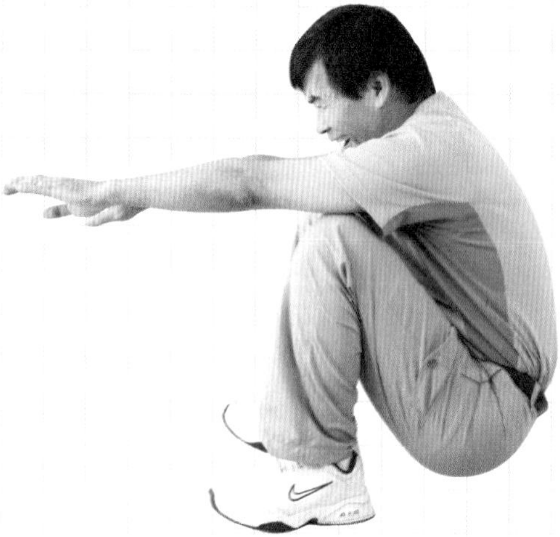

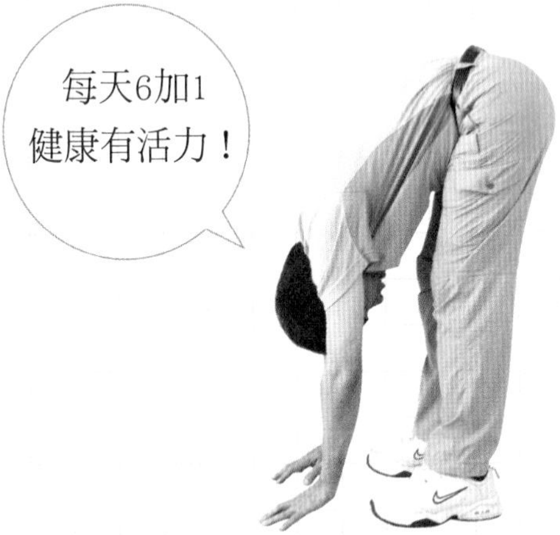

肌肉小拉傷的處理方法

1. 冰敷：第一天用冰敷，尤其是在拉傷後6小時內，目的是使血管收縮，使水腫的程度降低。
2. 熱敷：第二天開始用熱敷，一次大約15分鐘，一天3～4次。
3. 吸滿呼盡法：在吸滿呼盡的過程中閉眼，意念集中在受傷的部位，呼氣時放鬆，感覺氣灌入受傷的部位，以增加局部血流，使組織的復原比較快，同時受傷壞死的組織也容易被帶走。
4. 拉傷時，以降低10～20%的伸展幅度來做養生功法，原理是利用肌肉的微動來使局部血流增加。

太極起式

為訓練呼吸與肢體動作同步的最好方法，猶如太極拳的入門招式，天天做，可幫助一夜好眠。最重要的原則為，吸氣時，身子與手同步往上；呼氣時，身子與手同步往下。可配合吸滿呼盡法或氣血暢流法，來得到最大的功效。

◎功效：

1、很快把氣血重新分布到四肢與丹田，腦部充血得以舒緩。

2、活化副交感神經系統，使人心緒平和，腸道順暢。

3、增進睡眠的品質。

步驟▼▼▼▼

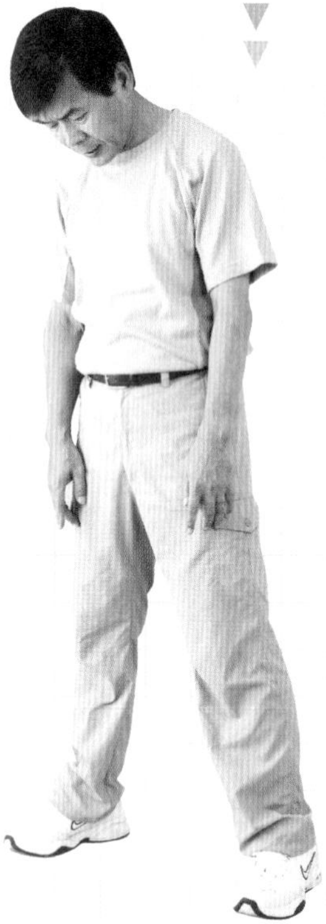

1 兩腳張開與肩同寬或略寬。

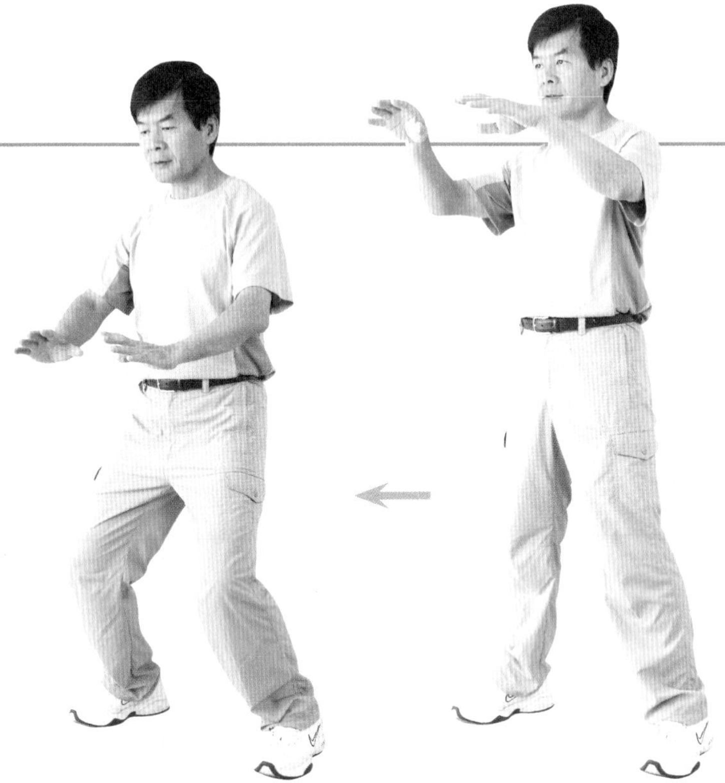

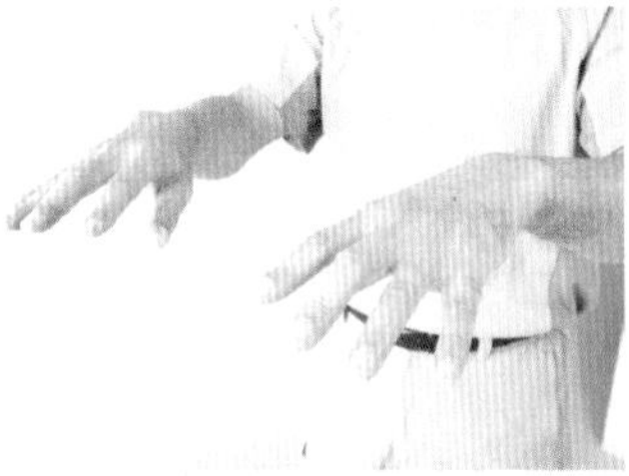

2 吸氣，雙手上提，高度不過眉；呼氣放鬆，屈膝，雙手下按。

3 吸氣上提，把氣吸滿，好像手背頂著球；呼氣屈膝下按，好像手掌按著球。

4 重複3次。

5 吸氣上提，手指間夾著小球，手背頂著球；呼氣屈膝下按，手掌按著球。

6 再一次，吸氣上提，呼氣屈膝下按，即完成。

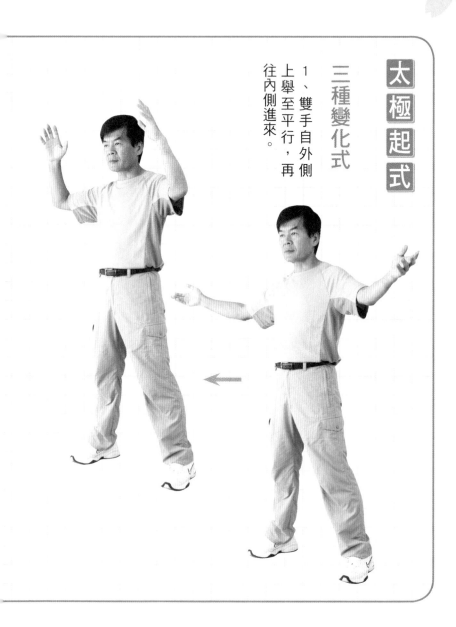

太極起式

三種變化式

1、雙手自外側上舉至平行，再往內側進來。

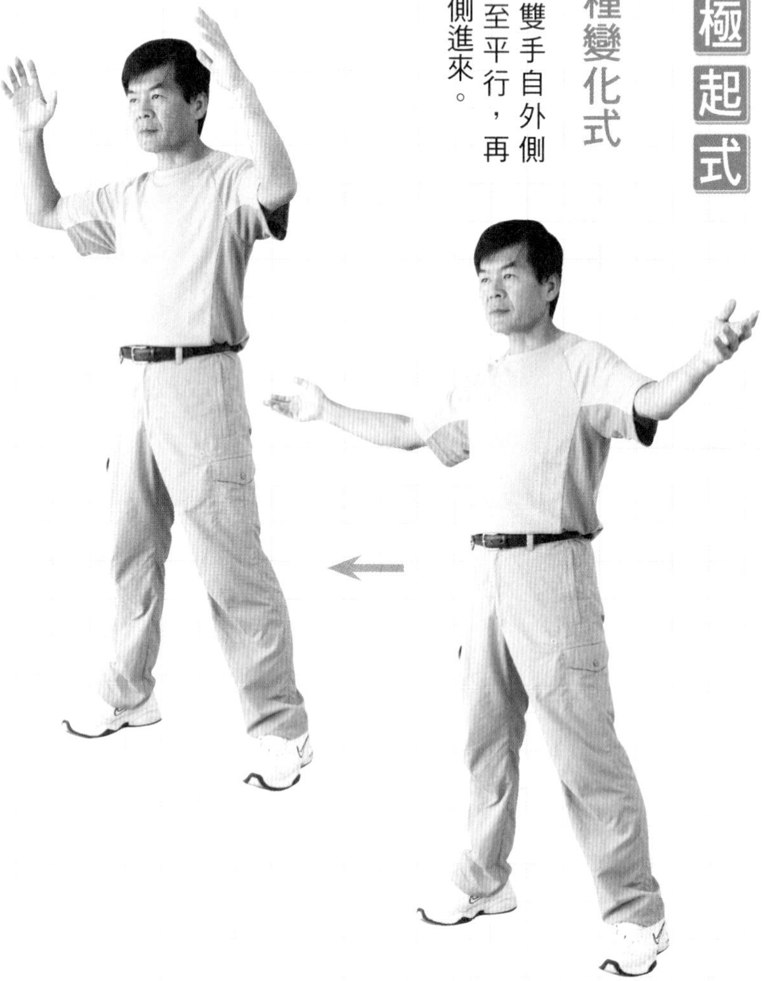

2、雙手上提至胸前，往下按時，急速吐氣，同時鬆胯鬆膝，身子瞬間下坐。

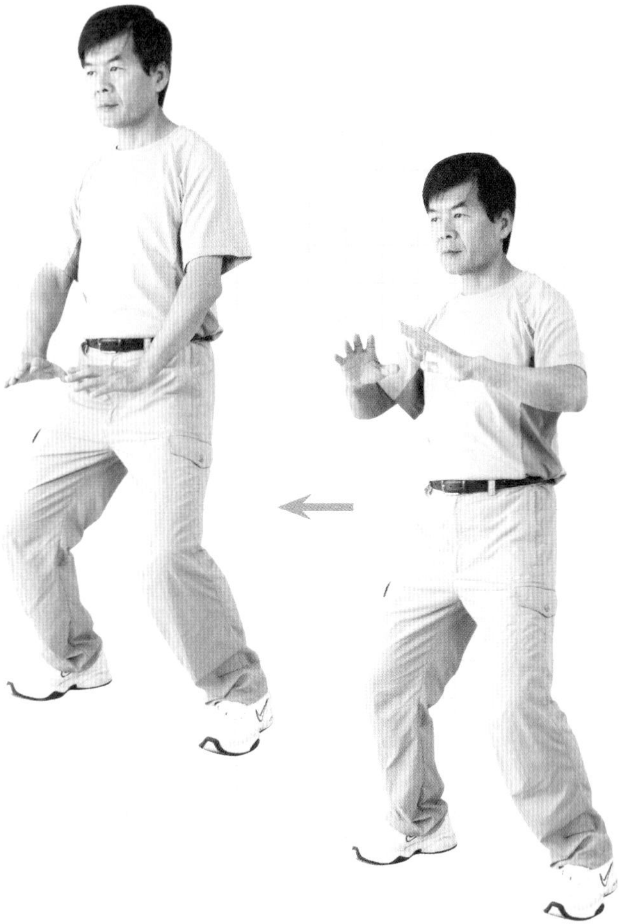

太極起式

3、手從裡面往上舉，再向外、向下。

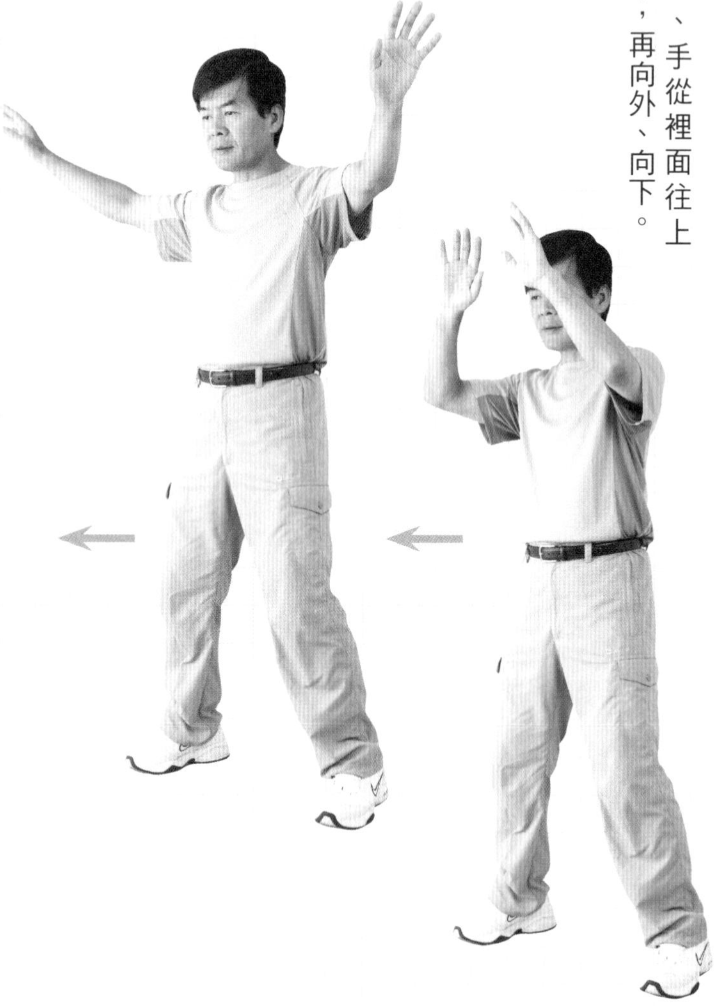

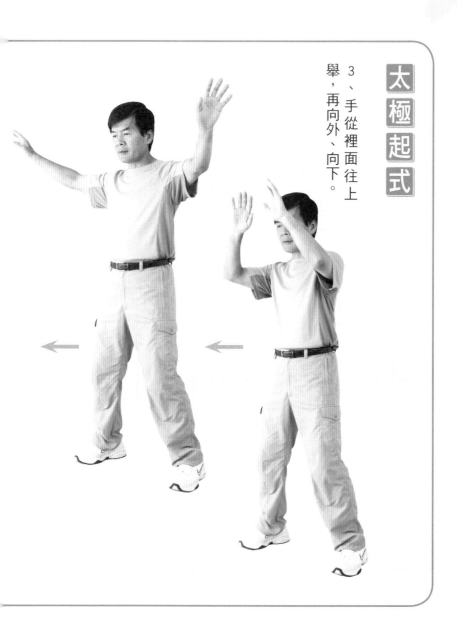

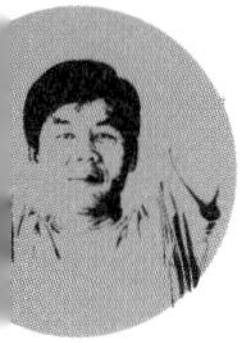

小叮嚀

1 吸與呼皆應緩慢均勻。

2 要達到內三合的要求，意與氣合，氣與身合，身與形合。

3 呼氣時，放鬆意念所及之處。

4 本呼吸法與楊式太極主張“忘卻呼吸”有所不同。這是由“氣以自養而無害”的原則，配合呼吸生理學的原理，修正而得。

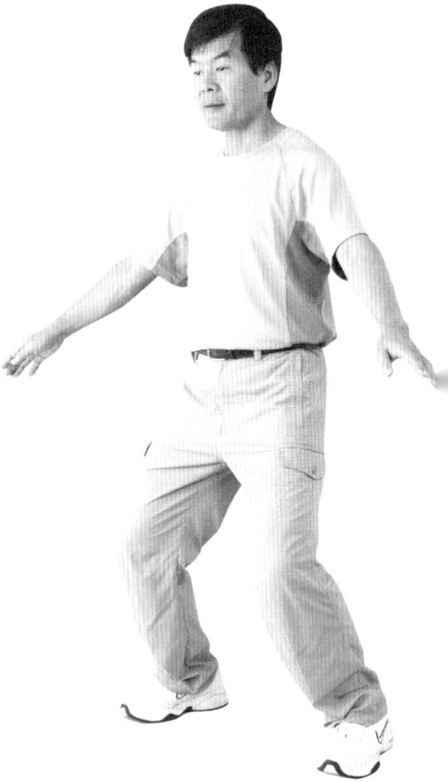

站樁抱球

為太極氣功中，使氣血暢流全身的最好方法。遠看好像一個人站在那邊不動，其實全身都在動，意念走到之處，就動到哪裡，靜的時候一動也不動，動的時候全身都在動。因為意念的流轉，而變化無窮，假以時日，越站越鬆軟，越站時間可越長。

◎功效：

1、為訓練到氣感最好的方法。

2、全身肌肉運勁，可以很快的產生高熱量，冬天可暫時藉此禦寒。

步驟▼▼▼▼

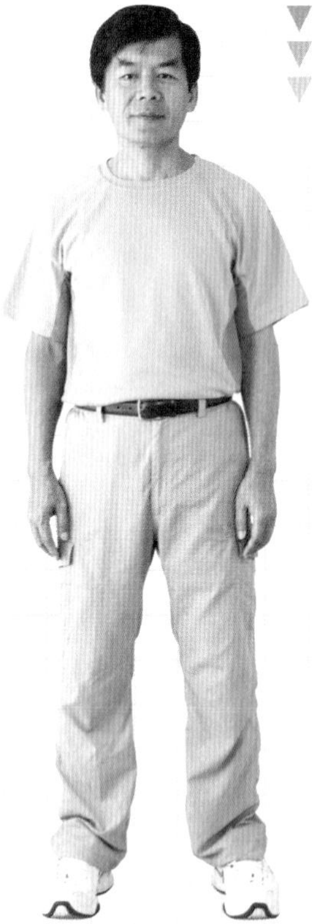

1 兩腳張開與肩同寬或略寬。

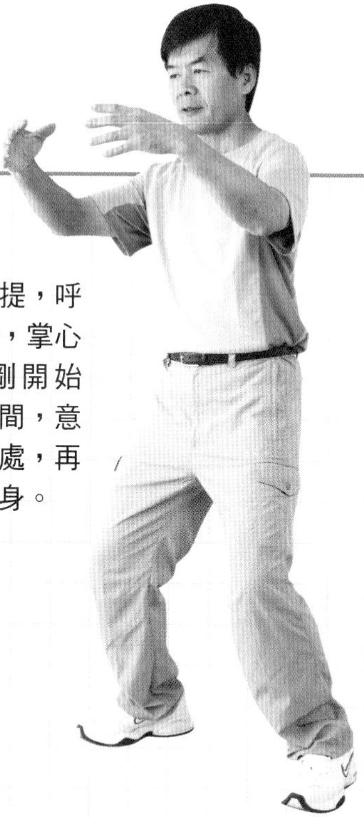

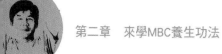

2 吸氣雙手上提，呼氣屈膝抱球，掌心朝丹田。剛開始時，同一時間，意念只專注一處，再逐漸周遊全身。

3 首先觀想「食指與中指之間」的夾球，吸氣時，感覺球脹大；呼氣時，感覺球縮小，指尖慢慢會有酸麻、脈動或腫脹的感覺（氣感）。

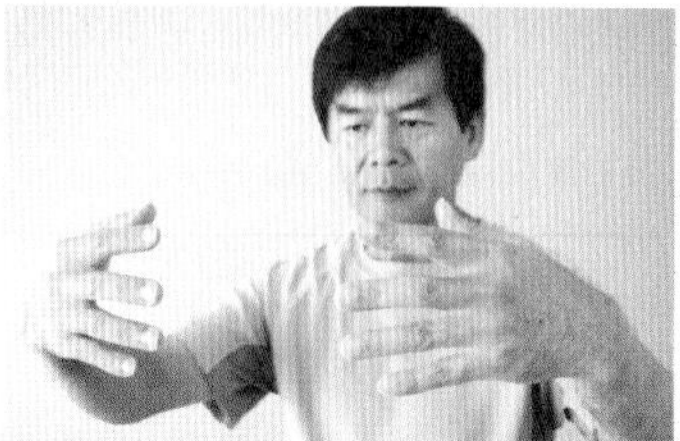

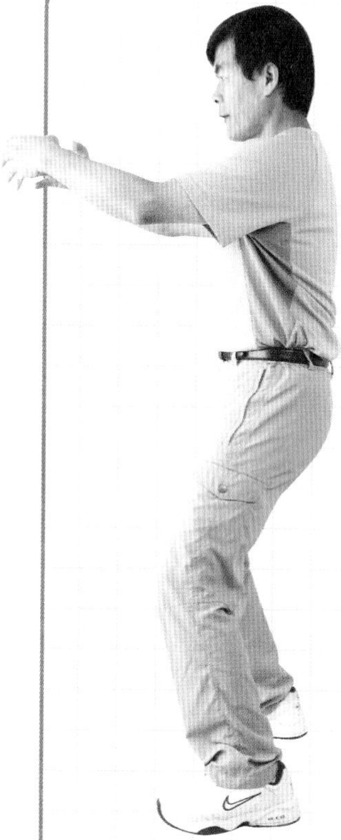

4 當下肢感覺吃力時，意念轉至「雙腿」，臀部好像坐在球上。吸氣時，球將雙腿撐高，但不完全站直；呼氣時，放鬆雙腿，可重複幾次，使大腿的肌肉不那麼吃力。

站樁抱球

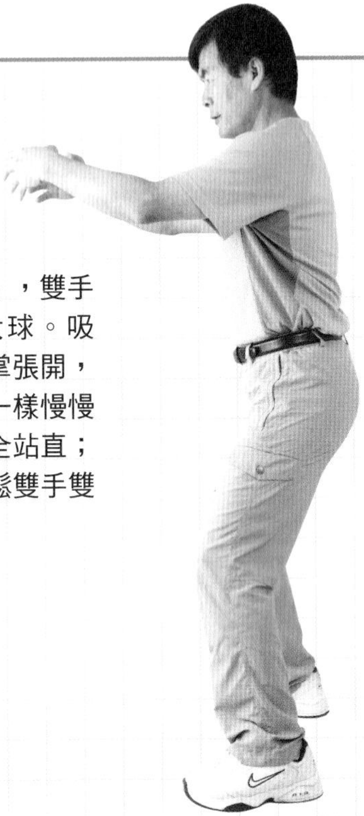

5 意念轉至「膝蓋中間」，吸氣時，球往外撐；呼氣時，雙膝向內夾球，可重複幾次。

6 意念轉至「肩膀」，腋下好像夾著兩顆球。吸氣時，球往外撐，兩腋慢慢張開；呼氣時，球縮小，兩腋慢慢放下，可重複幾次，使肩膀放鬆。

7 意念周遊全身，哪裡比較僵硬，就用呼吸加以調整。

8 最後意念放在「胸前」，雙手雙腿好像抱著一顆大球。吸氣時，球往外撐，兩掌張開，手往前往外撐，腳也一樣慢慢上提往外撐，但不完全站直；呼氣時，球縮小，放鬆雙手雙腿，可重複幾次。

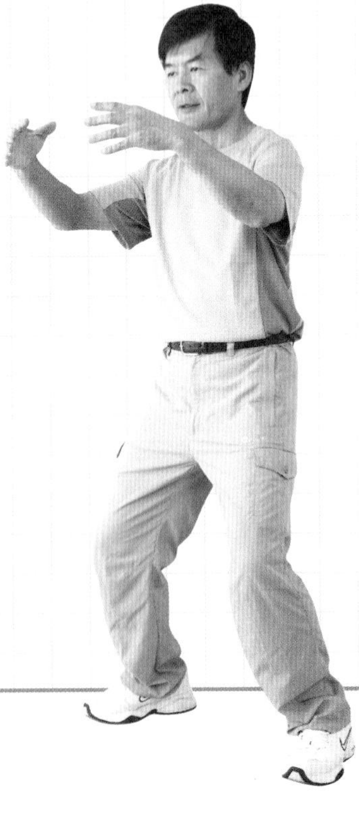

9 結束時，腳慢慢站直，手放下，即完成。

錯誤姿勢

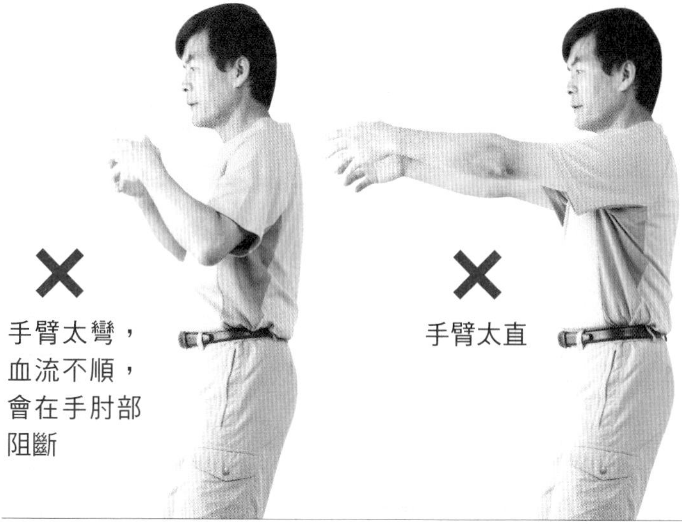

小叮嚀

1 其要訣在意念中，身體的每一個凹處都有一個易碎的玻璃球。

2 夾球不可太重，球會破掉；夾球太輕，球會掉下來。

3 如此一脹一縮，似夾非夾中，氣血自然會旺起來。

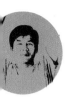

雲手

雲手的變化無窮，因此有「說不盡的雲手」之稱，若要在短時間內做到雲手所有的要求，非常不容易。初階、中階、高階的要求各有不同，必須按部就班地做下去，越做體會就會越來越深。

◎功效：

1、使肩膀、胯鬆軟，預防五十肩、退化性關節炎。

2、天天做，能使氣血旺盛，達到「骨正筋柔，氣血暢流」，讓細胞得到充分的養分與廢棄物的交換，減緩老化的速度。

步驟▼▼▼▼

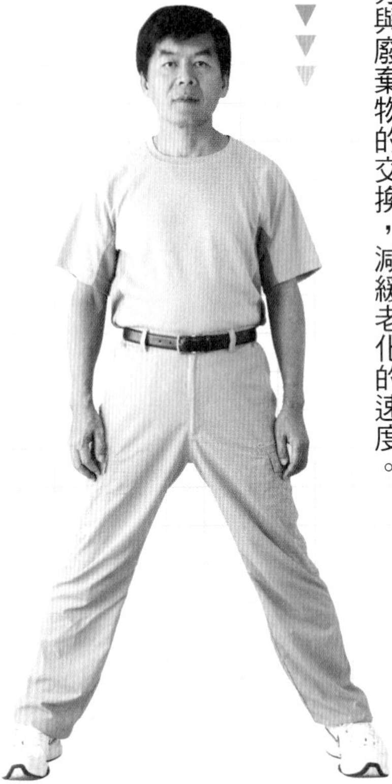

1 雙腳是肩膀一倍半的寬度。

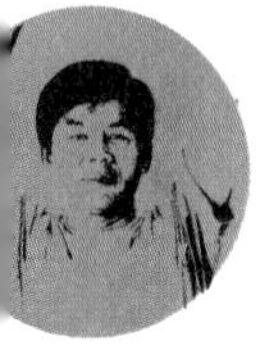

3 抱球，平行移動到左邊，兩腳距離約1/3的位置，左轉90度。

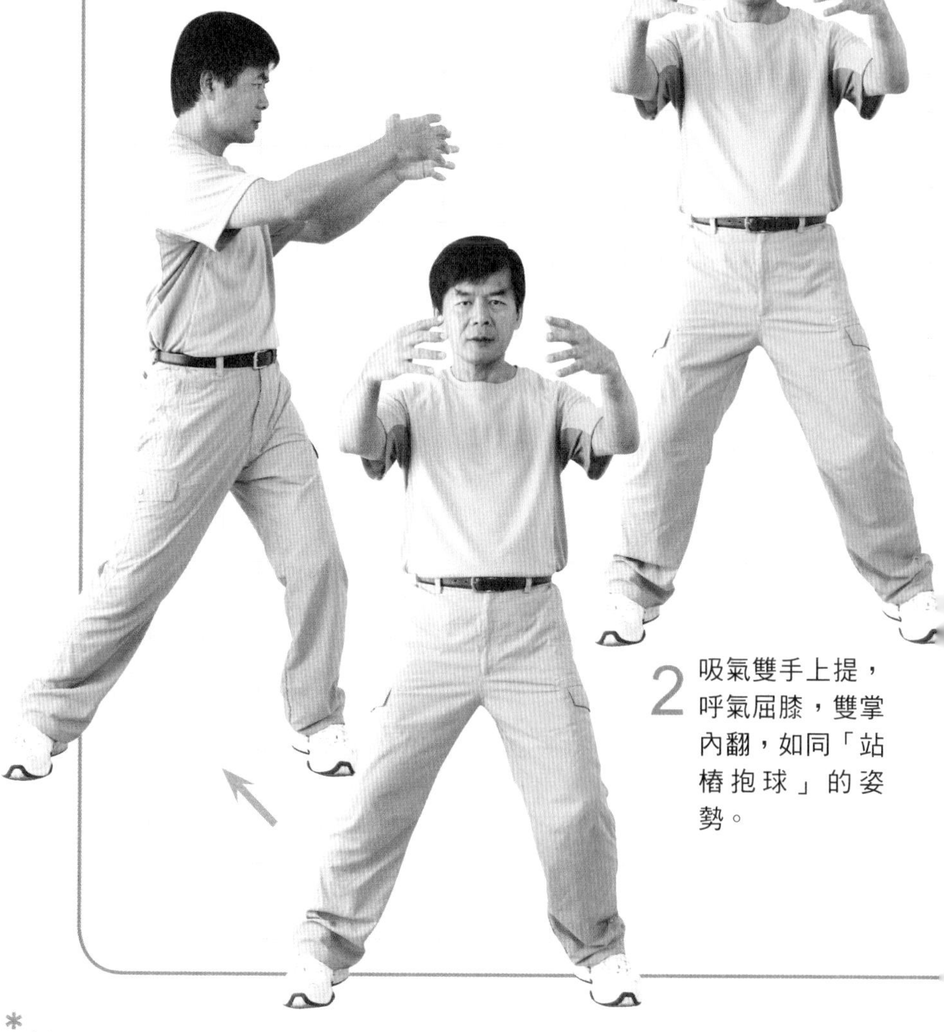

2 吸氣雙手上提，呼氣屈膝，雙掌內翻，如同「站樁抱球」的姿勢。

雲手

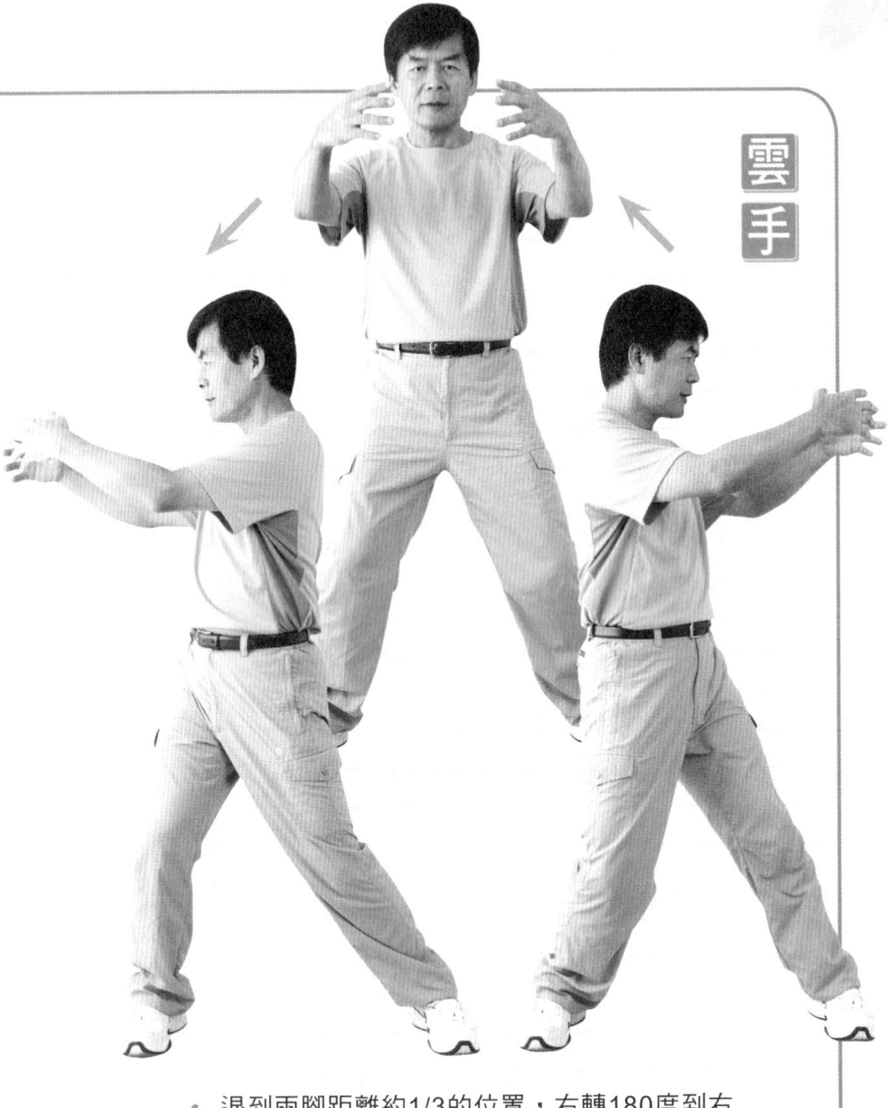

4 退到兩腳距離約1/3的位置，右轉180度到右邊（身體保持中正，不要仰起來，右膝蓋不要超過腳的外側）。

5 同樣地，好像手上抱著一個球，退到兩腳距離約1/3的位置，再左轉180度到左邊（身體保持中正，不要仰起來，左膝蓋不要超過腳的外側）。

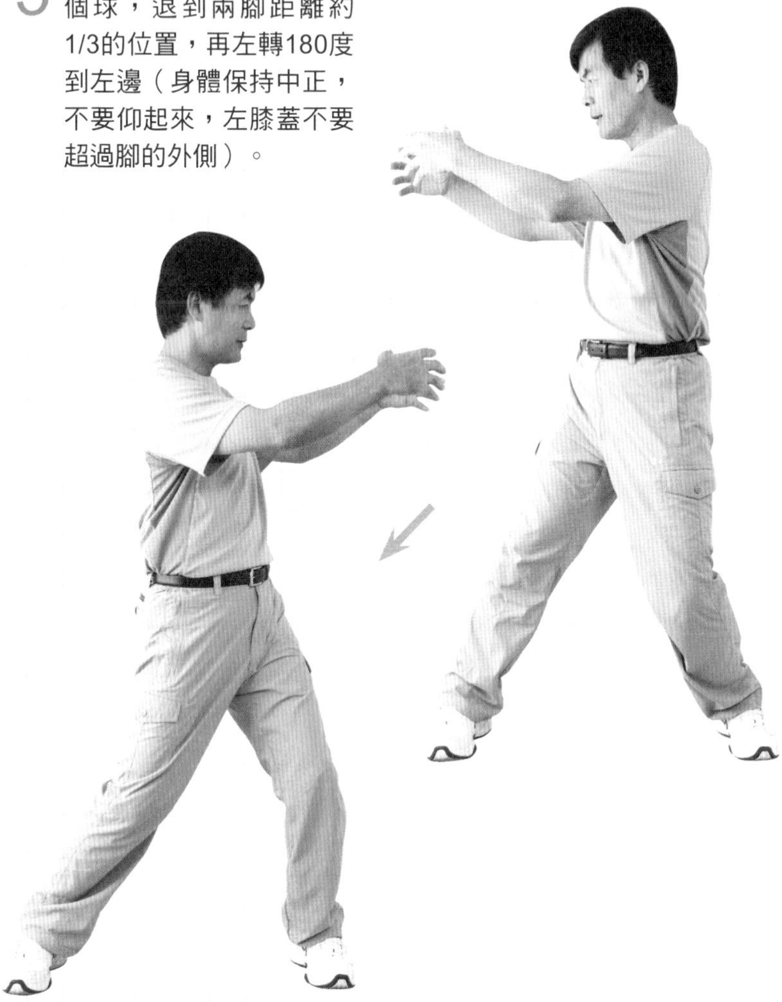

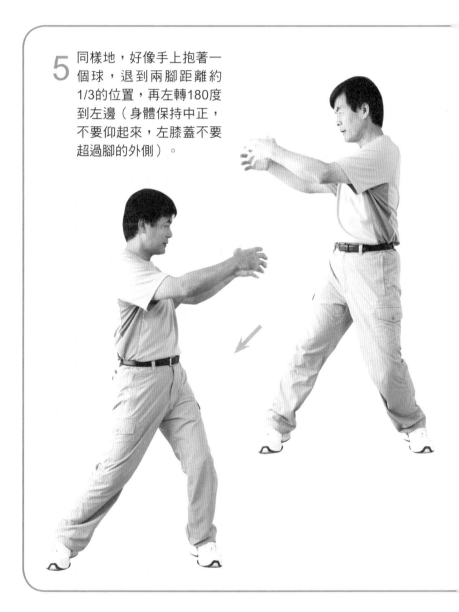

雲手

6 退到兩腳距離約1/3的位置，右轉180度。重複4～6的動作，目的是把胯慢慢地鬆開。

7 球變斜的，一面退，一面轉，手中的球也跟著轉，轉著斜球，等到轉順了，球在手掌，越轉越大。

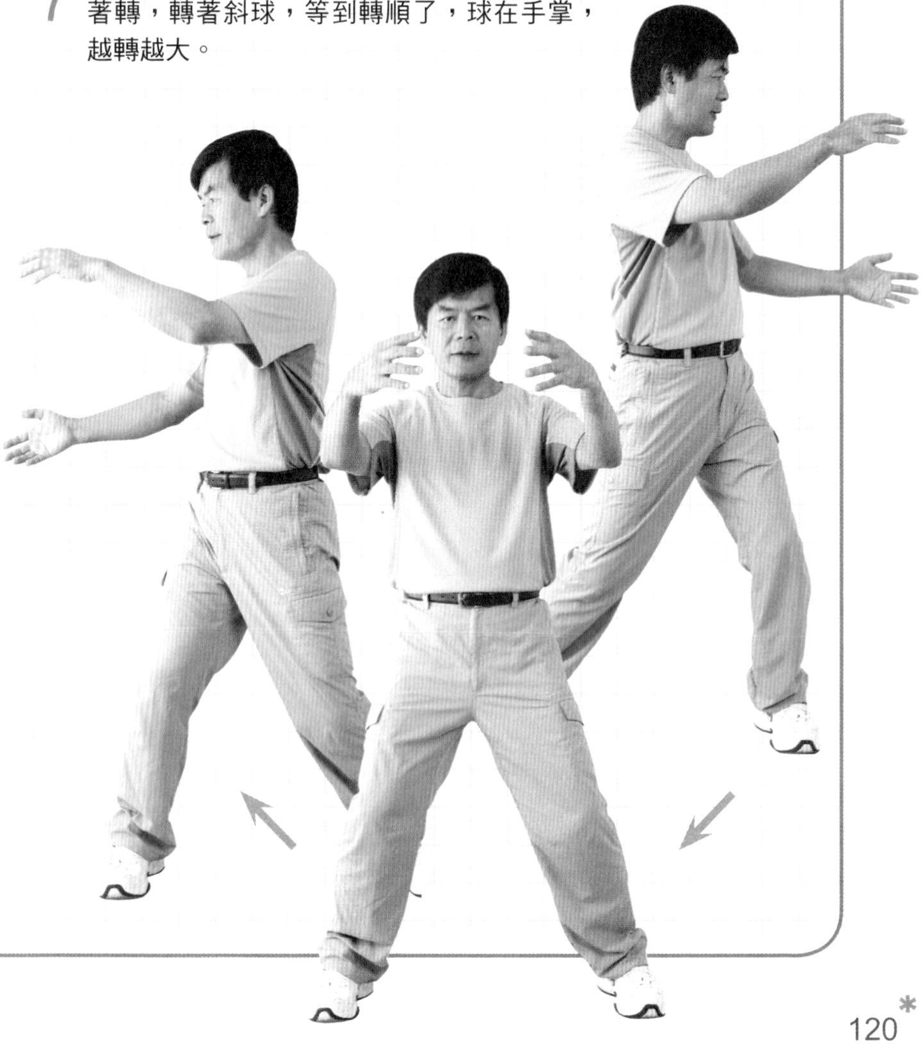

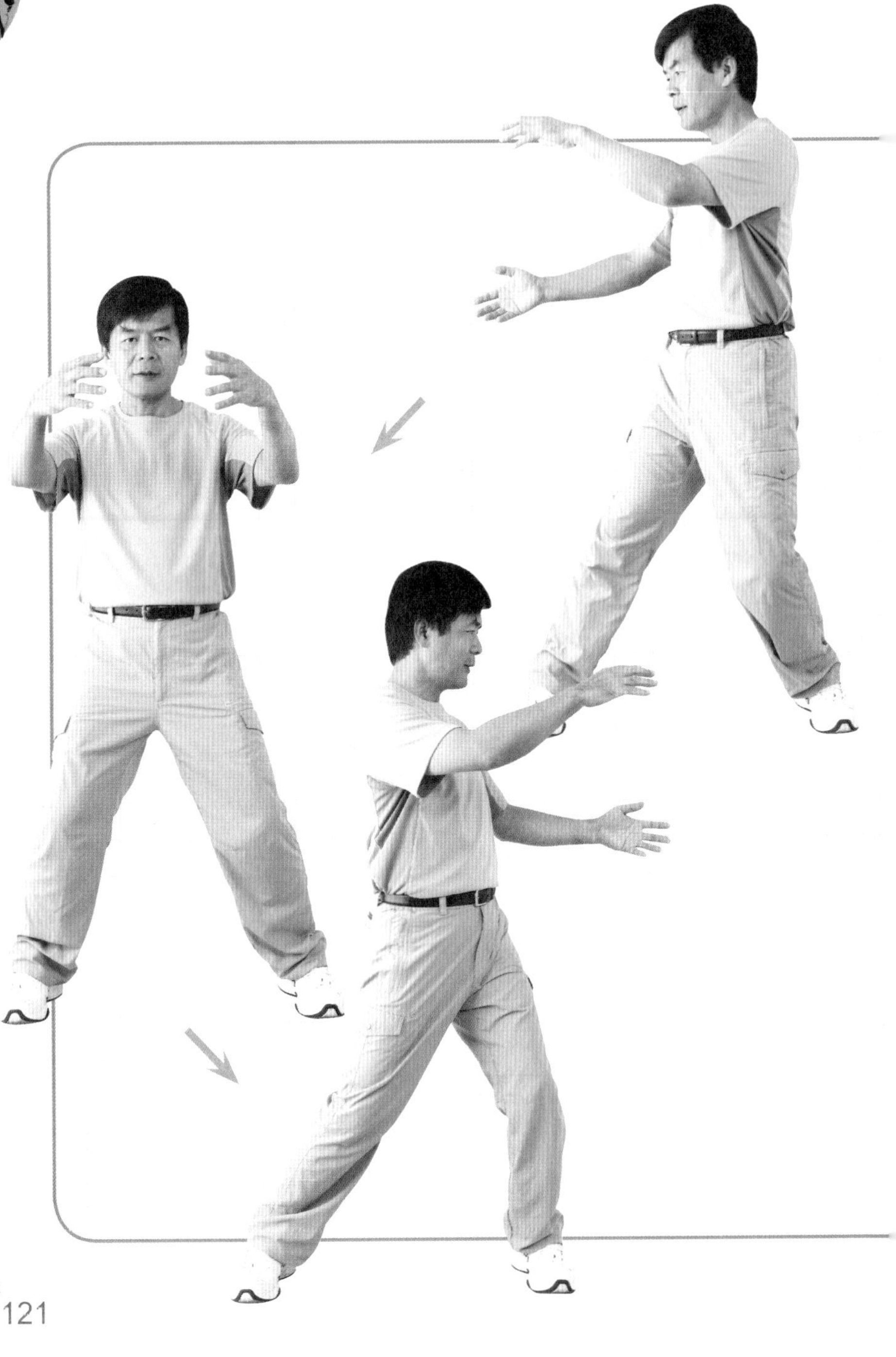

雲手

8 到最後，於正中時雙掌「一上一下」；向右邊轉時，右掌在上，左掌在下；回到正中時，手掌是「一上一下」；向左邊轉時，左掌在上，右掌在下（可重複7、8動作數次）。

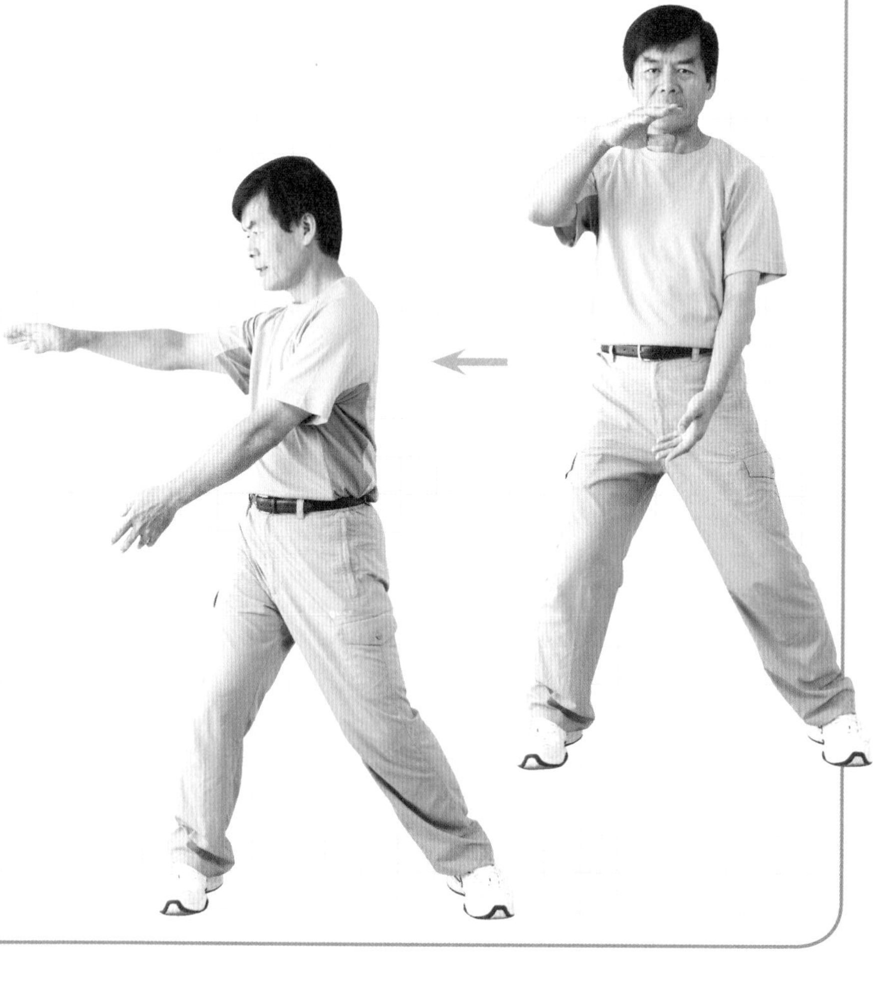

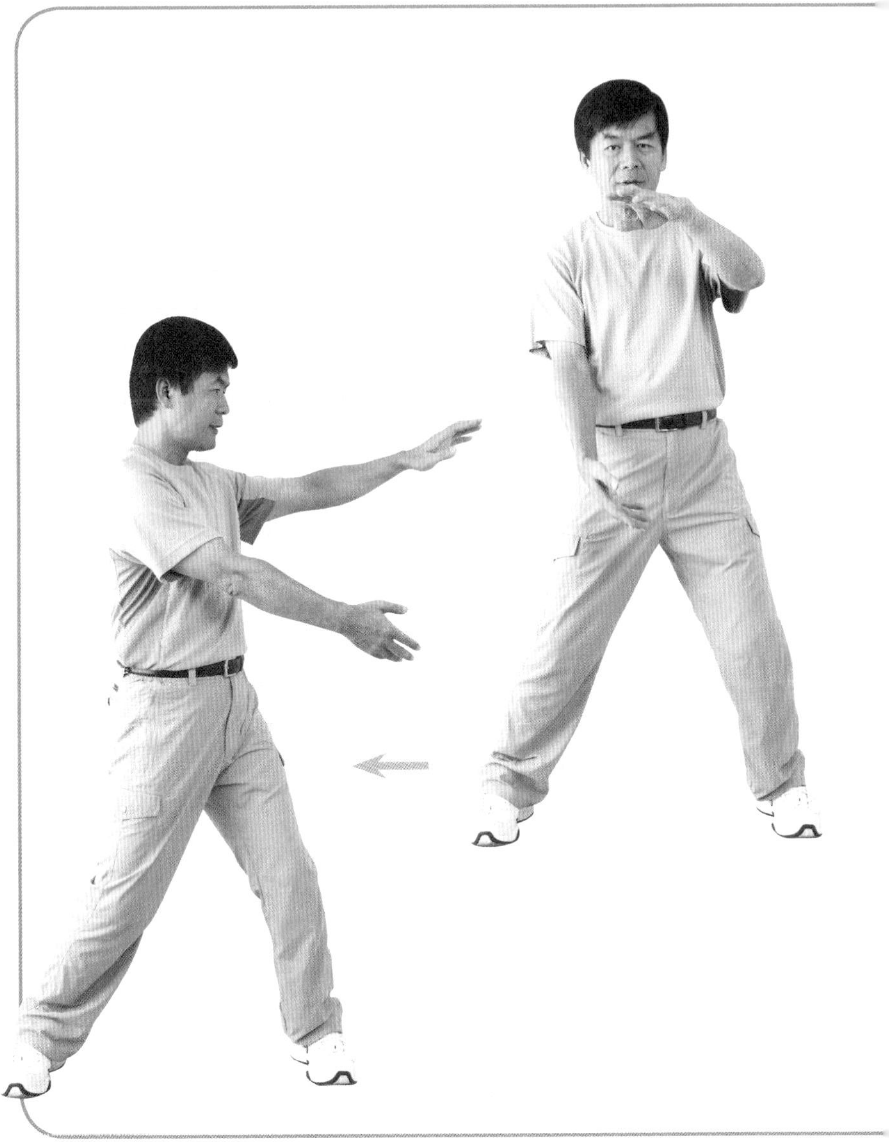

雲手

9 開始提→抨→轉→按。若只看左手的動作，從右邊到左邊，則有：「提→抨→轉→按」的動作變化；若只看右手的動作，從左邊到右邊，則有：「提→抨→轉→按」的動作變化。

從右到左（只看左手的動作）

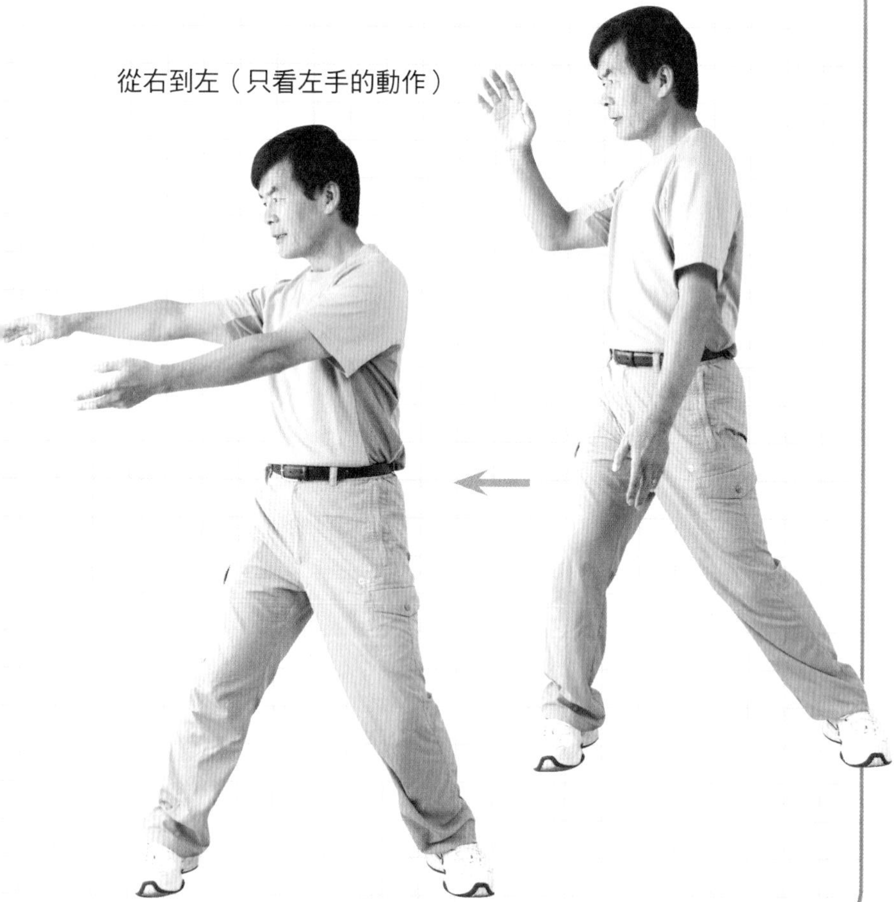

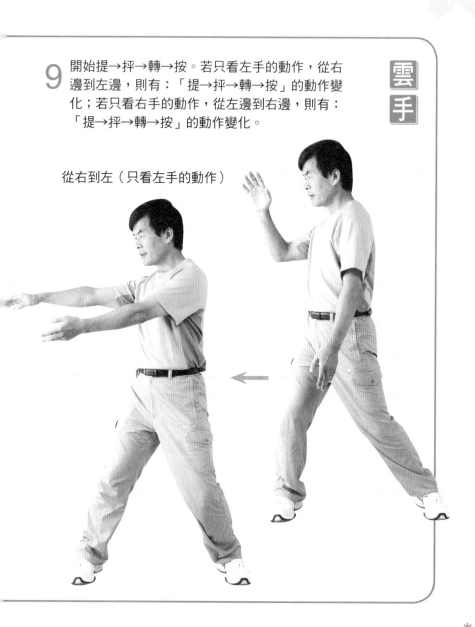

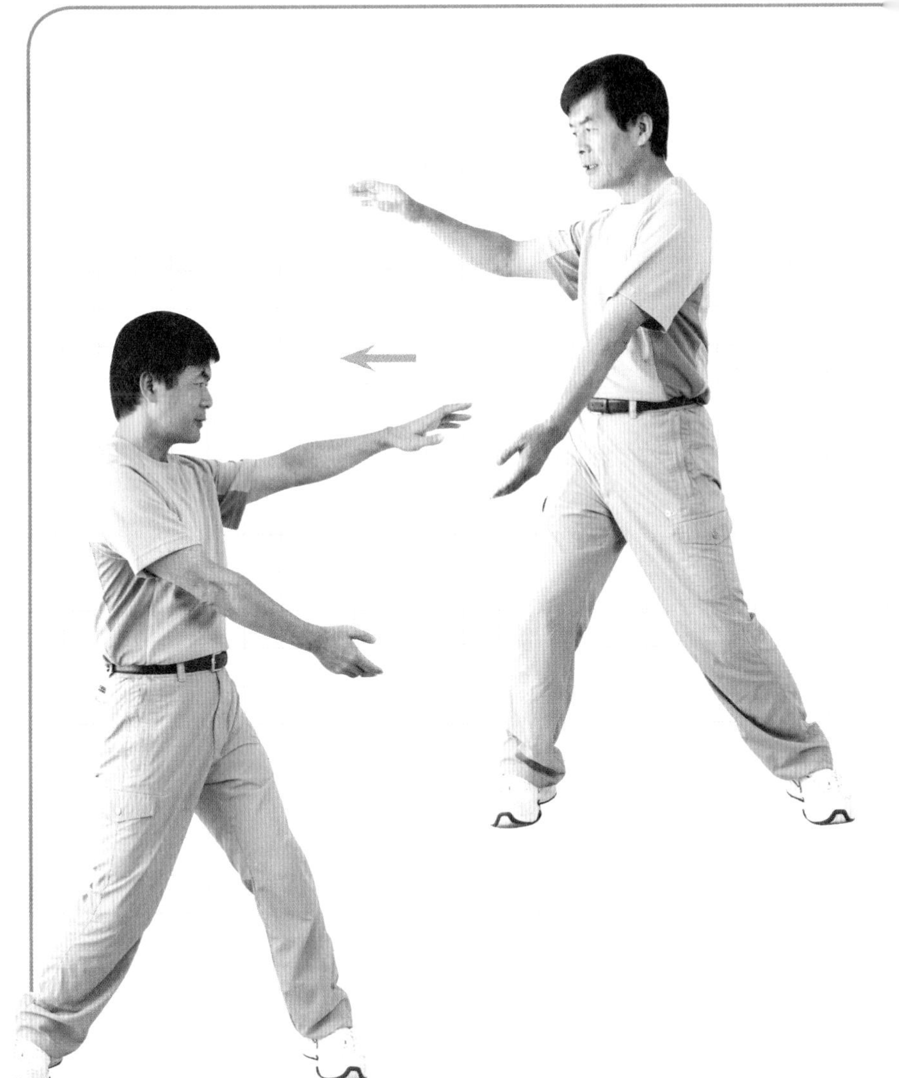

雲手

從左到右
（只看右手的動作）

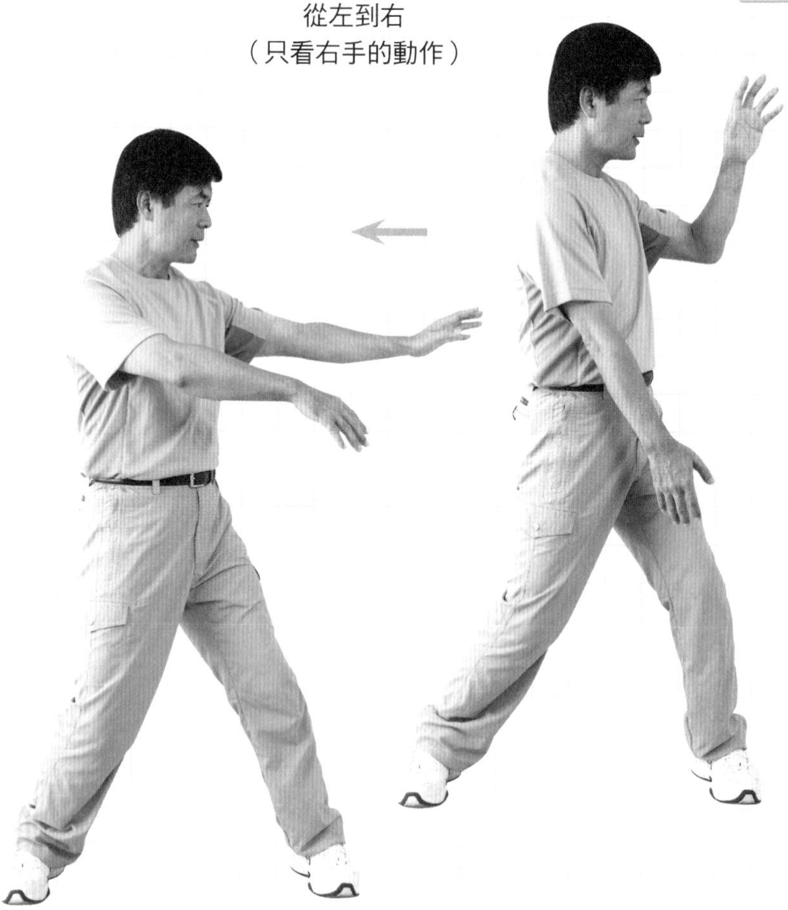

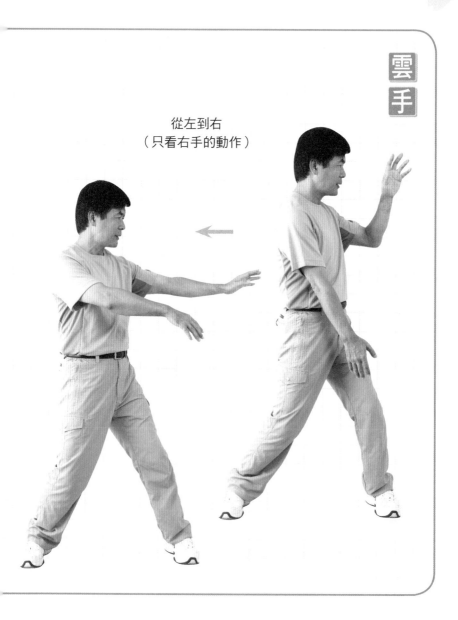

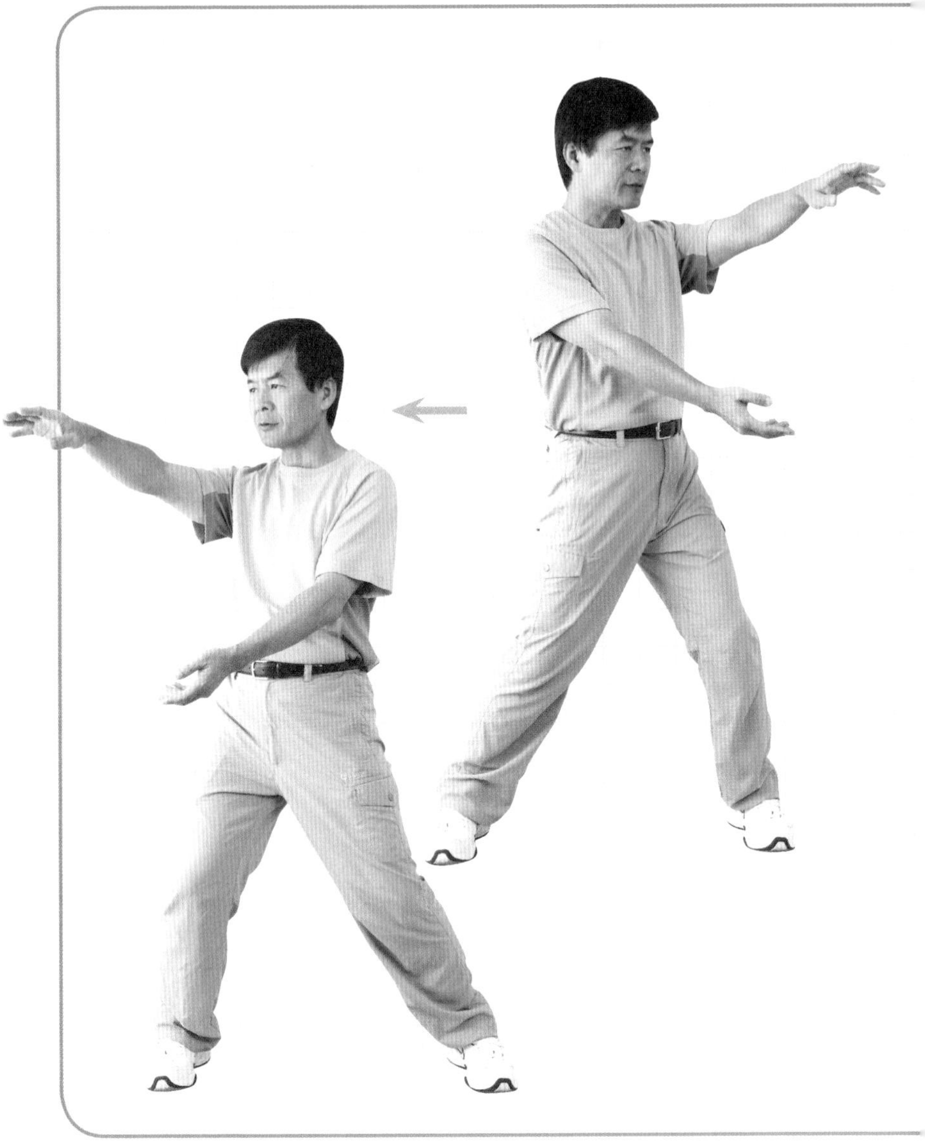

雲手

10 做到「立身中正」—脊柱包括腰椎、胸椎、頸椎，隨時保持垂直；收下顎，眼睛自然平視，放鬆，雙唇輕閉，有微笑的感覺。

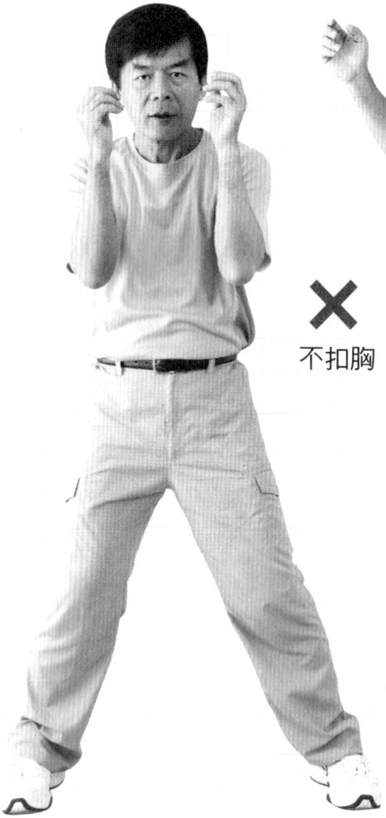

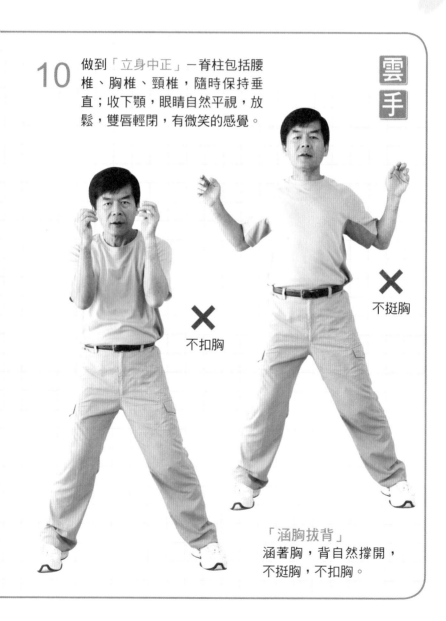

✕ 不扣胸

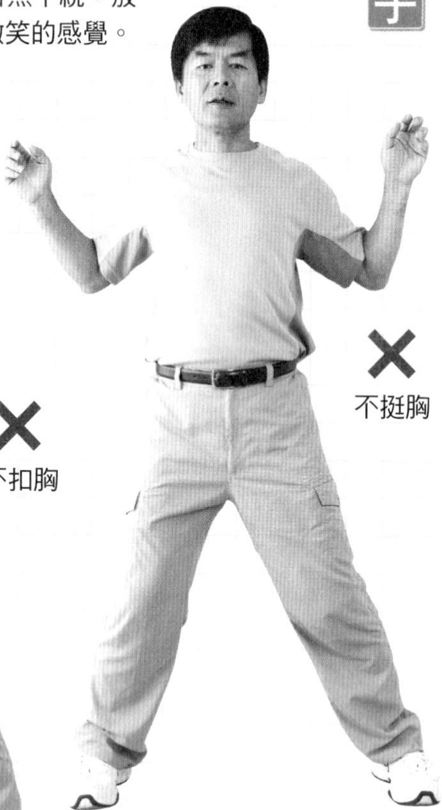

✕ 不挺胸

「涵胸拔背」
涵著胸，背自然撐開，不挺胸，不扣胸。

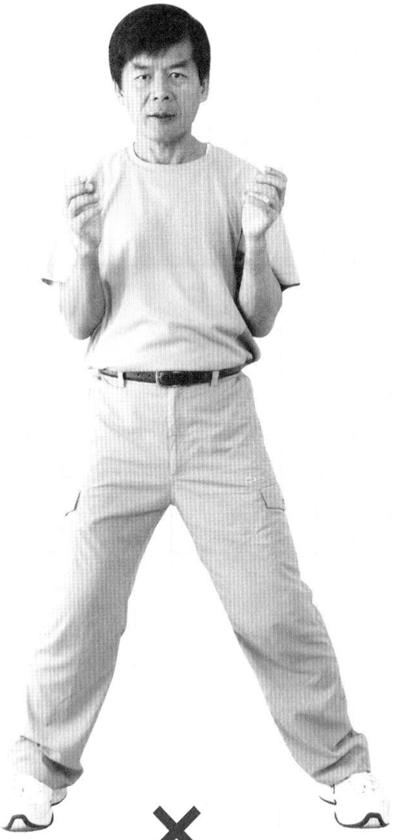

✕

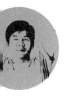

雙臂不能緊貼身體

「沉肩墜肘」

肩膀放輕鬆不用力，自然下沉，不要聳肩，手肘放鬆自然下墜，不要抬起來。

「虛靈頂靜」

後頸部向上頂，放鬆，好像頭髮被拔起，懸在半空中，用意不用力，做到意與氣合；若用力，則氣血不能暢流，須有虛靈自然之意。

「氣沉丹田」

即吸氣時，將氣往下腹送，須略為憋氣。

「虛腋圓襠」

腋下好像有兩顆小球，雙臂不能緊貼身體（左圖），兩腳平行，褲襠自然是圓的。

「對拉拔長」

雙手從左邊到右邊或右邊到左邊，做「提→抨→轉→按」的動作變化，在左「抨」與右「按」或右「抨」與左「按」時，做到「對拉拔長」。

雲手

11 打得越久身子越往下沉，雙腳的距離越來越寬，練習時間隨個人需求來決定，一直做，動作柔和緩慢且流暢，眼神隨著“轉的食指走，意念專注於步驟10的七項要求，不斷地放鬆自己，哪裡比較僵硬，就用動作放鬆，它的變化是無窮盡的。

12 收式（請參考DVD示範動作）。

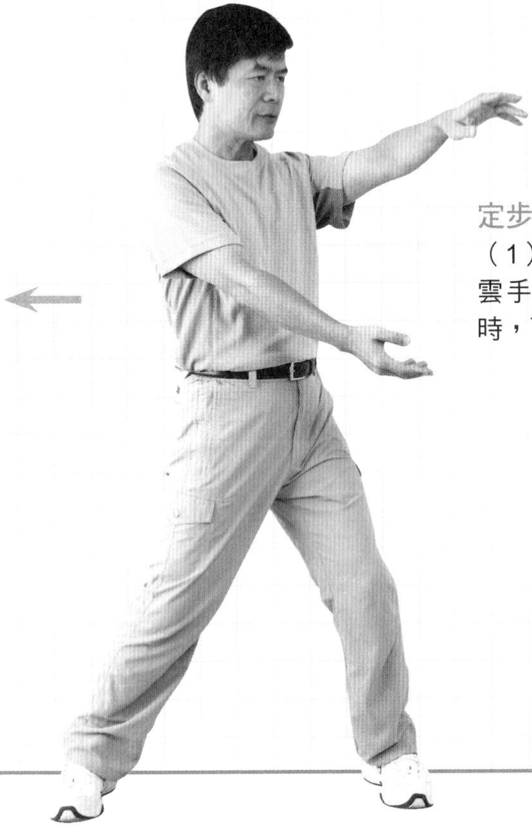

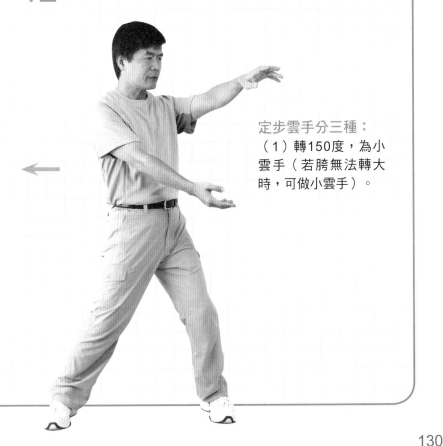

定步雲手分三種：
（1）轉150度，為小雲手（若胯無法轉大時，可做小雲手）。

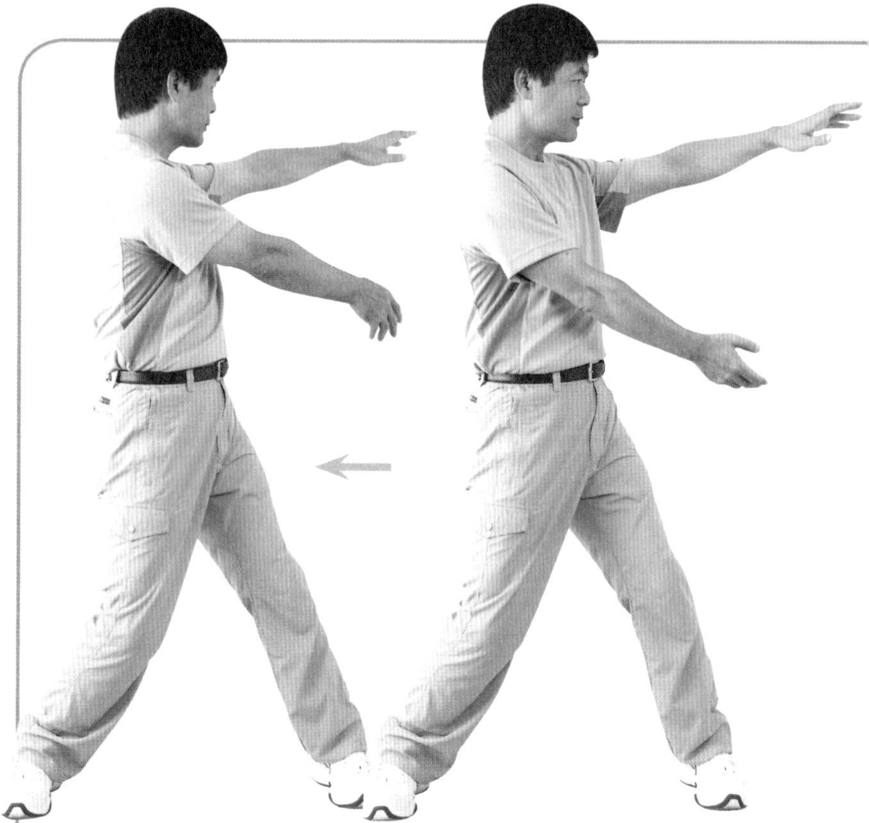

（3）轉210度，為大雲手（若胯可以轉大時，可做大雲手）。

（2）轉180度，為中雲手（若為初學者練時，是做中雲手）

以上是講「定步雲手」；了解「定步雲手」基本架構之後，也可打「活步雲手」。

小叮嚀

1 有一種誇張的說法，「雲手」本身就是一部太極拳。

2 要做到「一動無有不動」的境界。所謂一動無有不動，一靜無有不靜，動中求靜，動靜合一，動靜變換不著痕跡，不要有缺陷、斷續處，需要自然均勻與連貫，其極致可使全身關節先後連貫運動；動作如行雲流水，不僅在自身感受全身舒適，即使觀者，亦感覺有運動的美感。

3 要做到鬆、勁、圓（源）、勻（雲）、整五個字，進而追求「內外相合」。「內三合」為意與氣合，氣與身合，身與形合；「外三合」為肩與胯合、肘與膝合、手腕與踝合。

鬆、勁、圓（源）、勻（雲）、整的境界

- 鬆：全身放鬆。
- 勁：每個動作都有勁道的力，像提、抨、轉、按各有其力。
- 圓（源）：動作像在畫圓，也有源源不覺的意思，無止盡。
- 勻（雲）：像行雲流水，很勻整。
- 整：屬於整體的動作，最高的境界是一動無有不動，每做一個動作全身都在配合。

第三章
進入打坐的世界

● 認識打坐
● 打坐的時間
● 打坐的地點
● 打坐的功效
● 打坐的姿勢
● 打坐的方法

認識打坐

打坐（meditation），又稱靜觀或止觀，現今在美國非常流行，更被納入另類醫療體系的範圍內，許多醫學中心都有提供打坐的課程，主要是幫助病人放鬆、不緊張，甚至讓癌症患者，藉由打坐來降低血液中自由基的含量，以減少癌症的復發。目前已有研究指出，打坐15分鐘以後，部分幹細胞會被釋放出來，進入血液，修復身體內任何有需要修補的地方。因此，常打坐的人，身體比較健康，免疫力也比較強。

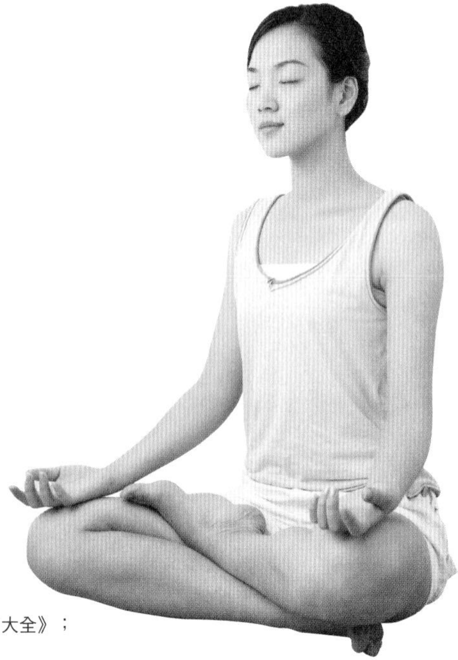

圖片取自《精油大全》；
大樹林出版

打坐的功效

減輕疼痛感

藉由打坐可以讓身體任何疼痛的部位，尤其是筋骨方面的疼痛得到舒緩。做法為在呼氣時，經由意念的引導，將氣血送往疼痛的部位，使氣血在局部逐漸擴散，利用吸氣吸得滿滿的，呼氣呼光光，憋氣及意念集中於不適之處，反覆數次，就可以使疼痛減輕。

相同的方法也可以運用在頭痛上，特別是工作一整天下來，腦部感覺有點腫脹所引起的頭痛。將意念集中在大腦疼痛的地方，藉由呼氣、吸氣不斷地放鬆疼痛的那一點，2～5分鐘後疼痛感就會消失不見。原因為當意念專注在疼痛的部位時，慢慢地局部的血流量就會增加，使得大腦血液的分布重新整合，透過吸滿呼盡法，經由血液將氧氣帶到所需的部位，使細胞產生很多能量，進而加以修復，其次當組織液變多後，在回收的同時，也會一併將局部腫脹的感覺帶走。

快速修復受傷的部位

以前我曾在打網球時不慎滑倒，整個右半側的臉部擦傷，磨掉一層皮。兩天後，我運用打坐觀想的方法，將意念集中在受傷的部位，使局部的血流逐漸藉由呼吸、肌肉放鬆，使血流灌注到局部的組織，隨著臉部血流量、淋巴液的增加，加強修復的功能，所以不到一個禮拜，我臉上的皮膚就開始結疤，接著疼痛、腫脹的感覺也消失了，慢慢地，臉上的疤痕也逐漸淡化，終至看不見。

穩定情緒，提升抗壓力

打坐的功效除了減輕疼痛感、修復受傷的部位，還可以使人的心跳趨於平緩，呼吸變得較為穩定、深沉；血壓，尤其是舒張壓，會因為周邊的阻力減少，而使血壓降低；情緒也會比較平靜，不容易生氣，長期下來，做事情會比較專注，生活壓力也減輕了，睡眠品質自然就會提升，同時也會促進免疫力，使人延年益壽。

打坐的時間

最好是挑選比較放鬆的時刻，如早晨，不需要趕著去上班的日子，有些人則是習慣在睡前打坐。坊間多數的打坐班或靜坐班，通常會將時間定在晚上或是清晨6、7點，若是參加打禪七的早課則更早。原則上最好不要在餐後打坐，此時大部分的血液都會流往腹腔，以協助胃腸道來吸收養分，若在飯後打坐，血液會重新整合，流往腹腔的血液自然會變少，不利於營養的吸收。

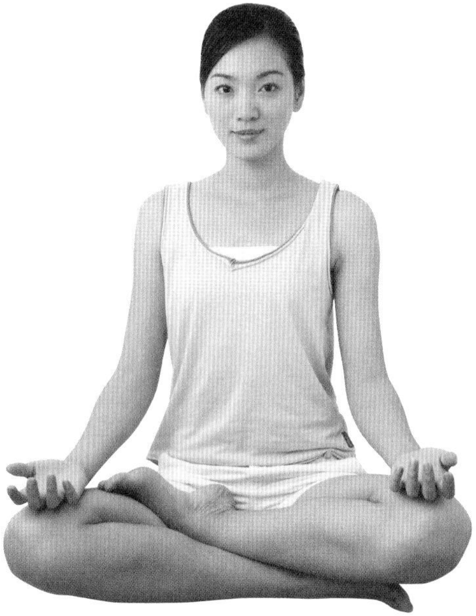

圖片取自《精油大全》；大樹林出版

打坐的姿勢

主要的方法是坐在一個座墊上，姿勢可以是交叉腿、單盤或雙盤，並無任何硬性規定，尤其是初學者筋骨尚未鬆軟，如果一下子要做單盤或雙盤，很容易造成肌腱拉傷或靜脈血滯留，誘發痔瘡的可能性。另外，在打坐的過程中，如果雙腳感到酸麻，可以稍微移動，調整一下姿勢，再重新開始，並從觀想中斷的部分接續下去。

手的姿勢，一般是把手放在膝蓋上，雙掌朝上，手指自然伸開，等到習慣一種姿勢後，可以試著去改變不同的姿勢，如掌心朝上，拇指與食指相扣，或是掌心朝下，覆蓋在膝蓋上，重點是要以順其自然、舒適輕鬆為原則。

採用坐姿時，腰桿要盡量打直，頭部微微上頂，頸部自然伸直，如此可以坐得比較持久，我個人習慣坐在沙發前的地板或蒲團上，腰部藉著靠在沙發上而得到支撐的力量，如此可以坐得更為持久，使心念更專注。

或許有人會問，坐在椅子上、站著或躺著能不能打坐？其實要讓心念專注，什麼姿勢都可以，那為什麼一定要交叉腿坐在蒲團上呢？這是因為下半身血液的回流會比較好，若要坐著打坐當然也無妨，只不過流到雙腳的血液要回流到心臟，距離較遠，所耗費的時間也比較長，反之，若坐在蒲團上，距離縮短了（從臀部到心臟），血液回流的壓力也會比較小。

如果功力夠的話，也可以試著站立打坐（如站樁抱球），即所謂的立禪，好處在於靜脈壓會因為雙腳微曲、肌肉收縮而升高，有助於血液的回流，但缺點是不易保持平衡，必須是經驗老到的人，才有辦法在站樁抱球時進行立禪。另外，在佛教徒裡面，他們一邊誦念南無阿彌佛陀，一邊繞著圈子行走，則是屬於動禪的部分。

打坐的地點

打坐時，最好選擇在能讓所有外在刺激降到最低的地點，並將眼睛閉上，使眼、耳、鼻、舌、身、意六種感官受到最少的干擾，心念獲得平靜。例如光線宜稍暗，屬於「眼」；沒有聲音的干擾，屬於「耳」；不要有誘人的香味，屬於「鼻」；嘴巴裡不要吃東西，屬於「舌」；穿著寬鬆的衣服，取代緊身衣，屬於「身」；心緒平合，將所有的喜怒哀樂都放下，屬於「意」。

一般人的眼識特別強，這可以在神經解剖學上視神經的分布得到印證，所以閉眼對初學者比較好，容易集中心念。耳識的強度比眼識稍弱，所以用一段音樂來集中心念，是一個可行的方法。當然這些變化因人而異，不可一概而論。也有些人一開始就有辦法用專注於蠟燭的微光來集中心念。

打坐的方法

靜觀初階──專注式靜觀（mindfulness meditation）

排開所有的雜念，將心念專注於某樣東西，如默頌一段字句或是聆聽同一段音樂，或是專注於呼吸，或是專注於身子的某一部位，最終目的是「活在當下」，由心念的集中而覺知當下的一切。

以前在靜觀當中，我會從默頌心經開始，目的是要使心念集中，等到習慣了打坐的方式後，單單誦念心經的前面四句話，就可以讓心沉澱下來，到了末期，只要「觀空」兩字就足以攝住心念，這些過程，必須由讀者自己去嘗試，才可以領略它的奧妙。所謂「如人飲水，冷暖自知」誠不虛也。

你也可以依個人宗教信仰，選擇頌念「南無阿彌佛陀，我佛慈悲」、「救苦救難觀世音菩薩」，或是天父、聖母瑪麗亞的祈禱文。由於在心裡默念這些字句，雜念比較不容易產生，長久反覆的練習以後，雜念逐漸減少，心境會比較平和。而且在心緒出現大風大浪時，只要端坐閉眼，默念這些字句，心緒自然風平浪靜。除了頌念一段字句外，你也可以不斷聆聽同一段音樂，將身跟心融入音樂中，這也是一個很好的方法，與覆頌有相同的效果。

◎數息觀：

算呼吸，一吸一呼算一次，數到十次，再重頭開始，也就是把心念專注於呼吸的次數上，方法簡單易做易學，但是心念容易飄忽不定，常常在數到一半之後，心念就不知道被帶到哪裡去了。話說回來，若發現心念岔開，可以再回到算呼吸上面。長久下來，只要不斷的反覆練習，還是可以達到心念單純的效果。

◎觀身法：

這是我比較喜歡的方法，它的做法是把意念集中在身體的某個部位，藉由呼吸的呼氣放鬆，來使心念更專注於這個部位，如果做得順利，就可以開始觀想全身。若是配合吸滿呼盡法，效果更佳。做法是不管吸氣、憋氣、呼氣、憋氣、心念都是放在觀想的部位，在呼氣，想像「氣血」或「能量」灌注於此觀想的部位，很快地氣感就會出現。

觀身法一般是從觀想食指開始，因為食指在大腦皮質部所佔的比例相當高，感覺特別敏銳。若把意念集中在食指，特別容易得到氣感，觀想的方法是將意念集中在食指上，去體會食指尖端的感覺，去感覺末端關節的狀態，藉由呼吸的呼氣放鬆，來體會氣血流入關節的感覺，好像有潤滑液進入關節似地鬆軟下來，有時可以稍微動一動關節，去感覺肌肉是否放鬆，在不斷觀想食指的過程中，血液就會自動增加流往食指，一旦血流量增加，感覺會更加敏銳，逐漸地，酸麻、脈動、腫脹、溫熱等氣感就會出現。

等到有了氣感之後，就可以觀想中指，同樣地藉由一吸一呼，在呼氣時把氣血灌到中指，漸漸地，中指也會得到足夠的血流量，產生氣感。再依次由無名指、小指、拇指、到整個手掌的順序，按部就班地進行。

對初學者而言，從食指進行到手掌，大概要5～10分鐘，當整個手掌都感受旺盛的氣血之後，再開始往下移動。移動的次序其實並不複雜，從腕、肘、肩、後頸（後腦），再往上走到百會，再往前到前額、臉部（包含雙眼、兩頰、嘴唇旁邊），一開始時，臉部最難放鬆，尤其是緊張型的人，需要一段時間以後才能有辦法放鬆，做完以後再往下走，沿著前頸、胸部、腹部，到會陰。

會陰在我們身體的最下方，男性介於睪丸與肛門的連結點，女性則在陰道與肛門的中間點，平常我們把肛門收縮或往上提，就是在提會陰那個點，再移往尾椎、腰部、胸後背，接著往上走到腋下，順著腋下沿著兩隻手的下緣，經由肩、肘、腕，然後到小指，再來到無名指、中指、食指、拇指，剛好形成一個圓圈，這便是稱為「小周天」的觀想方法。

以上的打坐方法，皆屬於靜觀的初階，在梵文稱為samatha。只有做的人才知道自己的心念是否趨於平穩、身體是否放鬆。每個人成長的過程及背景都不相同，專注的程度不一，所產生的心念變化當然也就不會一樣。好比受到外在同一個聲音的刺激，每個人的反應也各不相同，因此必須把握一個通用的原則，心念專注於一，再搭配自然的調息來進行打坐。

調息的方法，可以運用前文曾提到的兩種呼吸法，一種是自然呼吸，一種是吸滿呼盡法。進行觀身時，兩種呼吸法可以輪流交替使用，即呼氣時，放鬆身體專注的部分，此為靜觀的第一個階段。

觀身到一半，意念突然叉開，該怎麼辦？

一般的做法，就是再回到觀身中斷的地方，如手肘或肩膀，繼續下去。

靜觀中階—分析式或內省式靜觀（analytical meditation或insightful meditation）

剛開始打坐時，我們的心念猶如怒濤洶湧的水四處奔流、飄忽不定，藉由頌念或聽一段音樂、觀想一段字句、數息觀或觀身，每天持之以恆的進行，一至二個禮拜之後，心念開始沉澱下來，怒濤洶湧的水也變得沒有那麼湍急，直至逐漸轉變成涓涓細流的狀態。在靜觀當中，如果涓涓細流的心念，不小心神遊他方，而你有辦法從分神的念頭中再往前追溯回四、五個念頭，或是能找到心念被叉開的源頭，此時就可以開始進入中階的靜觀（梵文稱為vipassana），亦即分析式或內省式靜觀。

分析式靜觀，一個時期只能觀看一個心念。這個時期可能是一個禮拜、一個月或三個月，長短不一，看個人的修行，剛開始時花費的時間會比較多。首先，可以用公案來做為觀想的對象。公案不需要多，一個就夠了。觀想公案以後，所有心中浮現的念頭，都是反映你個人的想法。而這每個念頭與想法的背後，又藏有許多原因，每個原因都有它的獨特性，它是屬於你個人獨有的，它反映你過去所有學習的總合，也就是它是學習而得來的，它並不是你與生俱來的，每個原因的背後也有許多原因，如此不斷地觀想，最後進入想法的源頭，了悟「諸法皆空」，驟時體會出這個公案的心意，而心靈的束縛也隨之被釋放，這就是所謂的「開悟」。

NOTE

公案，為禪宗用語，指的是引導參禪學徒時所用的問答。常以故事的形式，直指人心，使人開悟。但開悟並不等於悟道成佛，開悟只是悟「道」的開始，成佛的起步。

公案參考《居士的罪過》

有位在江邊散步的居士，看到船伕為了載客渡江，將原本停在沙灘上的船隻推入江中。此時剛好有位禪師路過，居士便上前作揖請示，並問道：「禪師，方才船伕將船推向江中時，壓死不少螃蟹、蝦、螺等生物，請問這是乘客的罪過，還是船伕的罪過呢？」禪師立刻答道：「既不是乘客的罪過，也不是船伕的罪過！」居士非常疑惑地再問：「兩者都沒有罪過，那麼到底是誰的罪過呢？」禪師頓時大聲喊道：「是你的罪過！」

禪七就是運用一個公案去觀想對照，期盼自己能在七天之內，有所了悟。開悟後，就把學到的方法應用到生活中所遭遇的一切，這可以是喜怒哀樂，可以是讚美、詆毀、冷嘲熱罵、諷刺譏笑，可以是七情六慾，這些都可以在靜觀中一一得到釋放，如此一來，任何讓自己內心產生束縛的東西，都可迎刃而解，越沒有拘束，人也越自在。

另一種方法是觀想自己心念中情緒的生起。任何情緒的產生，例如生氣，都是因無數的念頭匯集而成，藉由觀想可以把暗藏於情緒之下的潛在因子一一浮現，若把情緒的產生比喻成大風浪的形成，每一個潛在因子就像風浪中的暗流，每浮現一個潛在因子，就少掉了一道暗流，風浪就逐漸變小，暗流愈少，風浪愈小，當所有暗流被導引掉時，風浪消失，心湖沒有漣漪，有如明鏡，外境的原貌如實出現，這個情緒就如此被完全化解了。

觀想的方法如下：如果有某一句話引起你很大的情緒波動，代表這句話跟情緒之間有很強烈的關聯性，這句話便是我們要觀想的對象。觀想的方法為，問自己「為什麼這句話會讓我的情緒如此波動」，譬如一般人最常掛在嘴邊的是「你這個人怎麼這麼笨」，聽了往往讓人非常生氣，尤其是這句話來自於自己身邊最親愛或最尊敬的人，如父母、老師或配偶等。在觀想「為什麼」時，心念會浮現出一些答案，可以將它寫下來，或如果是記性好的人，可以略過此一步驟，繼續往下觀想，因此心念可能從最初的1個變成4個、4個變16個、16個變64個，一直往下走，越走越深，到最後，好像整個情緒突然消失，生起的氣完全不見，心不再被束縛，得到完全的釋放。這個引起情緒波動的一句話，就不再發生效力了。

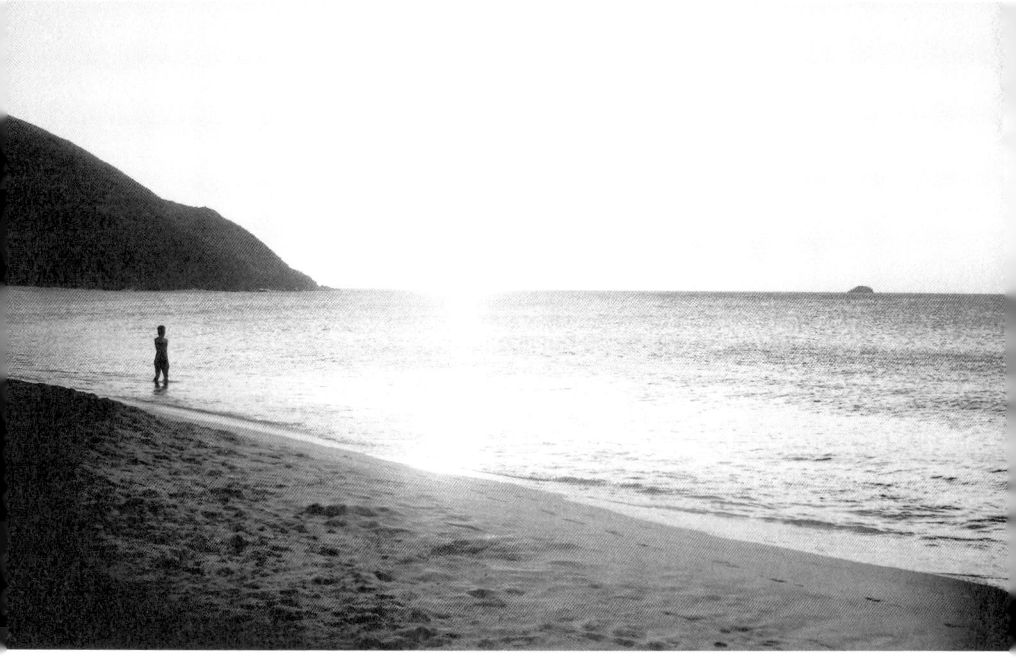

這個引起情緒波動的念頭，就像冰山的一角，當我們觀想「為什麼」而帶出4個念頭時，好像冰山的頂端被融掉，浮現冰山頂端之下的第一層，繼續觀想，每浮現一層原因，冰山就被融掉一層，冰山再往上浮一層……一直往上到最後，整座冰山就融化了，我們的情緒就被化解掉了，而這句話將不再左右我們的情緒，一切雲淡風輕。

四念住法

佛學中的四念住法，包括觀身、觀受、觀心、觀法等四個階段。而靜觀的整個過程，由專注式的靜觀到分析式的靜觀，和佛學中的「四念住法」相互呼應。第一是「觀身」，即專注式的靜觀，與上述觀身法相似。第二是「觀受」，即分析式的靜觀。

第三是「觀心」，在靜觀當中，有時會出現一些變化，譬如打坐、觀想一個東西久了以後，慢慢地會進入似睡非睡的狀態，出現像作夢般的幻視或幻聽，如有人在講話，或好像有影子在走動等，這些現象為心境在逐漸釋放，過去潛藏的事件的重現或是重組而產生，好像在做夢一般，這時我們的心不要被無謂的牽引，也無須擔憂，這只是打坐過程中常出現的狀況，就像我們睡覺時天天在作夢一般。此時，最重要的是「老實修行」，繼續深觀。

第四是「觀法」，亦即所謂的觀法無我，簡單來說，我們過去所學的種種教條，都是屬於法的範疇，它導正了我們的行為，卻也箝制了我們的心靈，不能隨心所欲的做我們想做的事情。譬如在學校時，老師會要求學生坐姿端正，這是一個教條；上課時，若有人說安靜，全部的人馬上都會靜默下來，這又是另一個被制約的行為。我們的心靈若被束縛得太緊，人就會變得非常畏縮，一般而言，這種情形最常發生在家中排行第一的孩子身上，因為他們受到的束縛通常較多。透過打坐，進入所謂「觀法無我」的層次，可以把這些道德教條一個個地化掉，使心靈自由自在，翱翔於天地萬物之中，不被既有的法則所限制住。

NOTE

靜觀中階到最終進入心靈的完全釋放或開悟，皆屬於初禪（入流）。二禪（初返）、三禪（無返）、四禪（阿羅漢）則屬於靜觀高階。

觀身的呼吸法：

吸氣吸得滿滿的，呼氣時將含氧的血液灌送到意念集中的部位，憋氣。第一次的憋氣，很自然地憋長一點。憋氣的同時，意念還是放在觀想的部位，等憋完氣後，吸氣吸得滿滿的，再呼氣呼光光，在呼氣的過程當中，繼續把氣血灌到專注的部位，然後憋氣，憋氣的時間越長越好，在憋氣的同時，意念繼續集中在觀想的部位，再吸氣吸得滿滿的、憋氣、呼氣放鬆，氣血灌到專注的部位。

※要訣：吸滿→呼盡→長憋氣→吸滿→呼盡→長憋氣

靜觀高階

藉由分析式的靜觀讓人開悟以後，進入所謂的初禪，叫作「入流」。「入流」，簡單的意思為，你已經學到第一個初步的法門，可以開始做淨化自己的工作。我們的內心世界裡面有很多冰山，它的底層互相重疊，當我們學會完全化解掉一座冰山時，可以用同樣的方法去化解第二座冰山，仍然是用分析式靜觀的方法，由一點開始，逐漸往內心的深層探索，在化解第二座冰山的過程中，會出現與第一座冰山重疊的部分，這重疊的部分很快就會被化掉，因為在化第一座時曾經走過，其心念的反應相同。化解了第二座冰山，接著是第三座冰山、第四座冰山、第五座冰山……後來發現冰山的點越來越少，下面的心境越來越清，心的束縛越來越少，人越來越清爽。在初禪的這段過程中，就是冰山不斷地融化。

◎二禪（初返）：

當我領悟了初禪的奧妙以後，請了一個禮拜的長假，在家裡打坐24小時，累了就睡覺，餓了就吃東西，其它時間都在打坐，打坐就是在觀想讓自己起風浪的心念，第二個心念被觀透了以後，就做第三個心念、第四個心念，人就在自己的內心世界裡打轉，心念有如冰山一樣，一個個的化解，到最後突然發現被觀的對象，即冰山的頂點，在心湖裡面沒有呈現，沒有了被觀的對象，觀的主體沒有存在的價值，一旦放下，觀者與被觀者兩者皆完全消失，進入了念頭不生的境界，也就是空境，亦即所謂的二禪（初返）。

初返的這種情況，越是描述，越讓人搞不清楚，必須要自己去體會，由於第一次經歷到前所未有的現象，心境很快就回復到念頭叢生的地步，包括驚訝、喜悅、莫名其妙，以及期待書本上所描述的特殊體驗，全部都一一浮現，心境一下子就被這些錯綜複雜的心緒反應掩埋、覆蓋，無法再進入空境。既然有了這種特殊的體驗，打坐時就會想再去經歷這種體驗，心中有了欲求，心因此又被雜染，它變成一種干擾，使我們無法再進入空境的狀態，掙扎了一段時期無法進入以後，只好回到入流時的做法，老實的修行，把心湖上的冰山再一個個去化解，化解到有一天，突然又發現心湖上的冰山點全部都不見了，觀者也消失了，第二次掉入空境。這一次進入空境的時間比較長，因為有了第一次的體驗，第二次心緒的反應，沒有第一次那麼強烈，停留在空境的狀態可以久一點，可是最後還是會被如同上述的心緒反應所掩埋。

◎三禪（無返）：

第一次空境到第二次空境相隔約1個月，第二次到第三次相隔約7天，到第三次、第四次、第五次……，它的變化為停留在空境的時間越來越長，想要進入空境越來越容易，到有一天突然發現可以進去自如，即為進入三禪（無返）的狀態。

空境的描述：

當我們做分析式的靜觀時，開始只觀一個心念，所以心念是被觀的對象（客體），另外有一個觀心念的主體，這兩個是同時存在的。觀心念的主體一直在觀我們心念的變化，當被觀的心念完全被化解而消失，那觀的主體也就不需要了，這時候把觀的主體放下，產生的現象為心湖裡什麼都沒有，沒有觀者，也沒有被觀者，空空如也。突然間覺知的能力變成非常敏銳，能確確實實地覺知到身跟心的存在，心是非常平靜，身是全然放鬆，心跟身合一，不用審，也不用觀，整個人確確實實地活在瞬間、活在當下，確確實實地存在、確確實實地覺知，英文叫做「Being」或者用「I am who I am」來表達，也就是說在這瞬間，我的原貌如實地呈現。

◎四禪（阿羅漢）：

進入第三禪後，進出空境自如，可是心境還是常隨著週遭的事情起微細的變化，心仍常「著境」，這是因為過去的習氣仍然存在的關係，這習氣屬於我們心中最深層的部分，最不容易去除。所以一旦不打坐時，心還是會隨著「境」而流轉，但已經不是那麼容易被外界所左右。這個習氣要化掉，需要更長的時間，要不斷地淨化自己，化到最後進入四禪（阿羅漢），所謂習氣盡除的狀態，即使在不打坐時，心境也不會受外界干擾，隨時處於空境的狀態，心無雜染，如實觀照外境。

一旦走過四禪天，進入阿羅漢的世界，打坐只是去深化自己的活在當下，不打坐時要走入人間，往成佛的道路前進。佛是一切完美的象徵，往成佛的路是無止盡的，直到我們老死。

第四章

MBC養生功法Q&A

- 一般與綜合性
- 呼吸吐納
- 側拉身
- 拔骨
- 倒轉乾坤
- 太極起式
- 站樁抱球
- 雲手
- 其他

一般與綜合性

Q1、MBC養生功法是否適合小孩？

不限年齡，只是小孩心性還不定，30歲左右學此套功法最適合。

Q2、何時做MBC養生功法較適合？

飯後一小時內不適合，建議早起後和就寢前做。

Q3、MBC養生功法要學多久，才會有氣感產生？

因人而異，常運動者，若抓到訣竅，在站樁抱球時，可以馬上在食指與中指間得到氣感。若想在百會得到氣感，則需要一段較長的時間。

Q4、六式之中哪幾個動作做「灌頂」較好，其恰當的時機為何？

1、側拉身：吸氣回到正中，手臂盡量往上撐時；2、拔骨：吸氣上提，手臂盡量往上撐時；3、太極起式：於吸氣上提，憋氣時；4、站樁抱球：進行胸式呼吸中的吸氣時，可同時提檔灌頂。

Q5、六式之中哪幾個動作做「氣沉丹田」較好？其恰當的時機為何？

1、太極起式：屈膝下按時；2、站樁抱球：意念轉到「雙腿上」，呼氣球縮小，放鬆雙腿時；3、倒轉乾坤：做蹲功呼氣時。

Q6、進行六式時，是否一定要依照順序：側拉身→拔骨→倒轉乾坤→太極起式→站樁抱球→雲手？

不需要，MBC養生功法之設計是前三個用來揉身，使關節筋骨鬆軟，後三個用來運氣，使氣血暢流。若身子已經鬆軟，可直接選擇喜歡做的項目來做。

Q7、太極起式、站樁抱球與雲手是用來運氣，使氣血暢流，以上三式「收功」的動作與呼吸兩方面有何叮嚀？

呼吸吐納

由於這套養生功法的重點在於10～15分鐘內恢復元氣，因此沒有特別強調收功，但是打太極拳打得久的，收功非常重要，因為在氣穴累積的神經傳導物或能量必須把它釋放出來。

Q8、做此套養生功法感覺容易排氣，是否為正常現象？

為正常現象。由於身體不斷地放鬆，會使交感神經的刺激降低，使副交感神經的刺激受到強化，有促進腸蠕動的功效，因此感覺容易排氣。

Q9、做此套養生功法後，手會發抖，是否為正常現象？

發抖是可能的，因為此功法消耗很多血中的葡萄糖。若平常營養不夠，或肌肉內儲存的能量不夠，一旦運動，一時之間應付不來，自然會有發抖現象。

Q10、「吸滿呼盡法」為何吸氣呼氣比例以4：6或4：>6為佳？

為了更有效的擴張末梢血管，以呼氣時間較長為宜。

Q11、「氣血暢流法」進行到「憋氣再吸一口」，「憋氣」過程中可否呼氣？

盡量避免，因為此呼吸法是在利用憋氣的同時，放鬆胸腔的肋間肌肉來得到再吸一口的空間。

Q12、如何利用生理現象與原理，使微小動脈血管擴張？

進行「吸滿呼盡法」或「氣血暢流法」的憋氣時，氧氣在肺部開始交換（即氧氣不斷被帶走，二氧化碳不斷回來），而憋氣就是不讓二氧化碳跑掉，目的要讓二氧化碳溶入血液中，再由血液帶到全身，當血液中氧氣減少時，必須要擴張血管來得到更多的氧氣，這是很自然的現象。同樣地，如果血中二氧化碳的濃度（PaCO2）升高或血中酸離子含量增高或PH值降低，末稍動脈血管會擴大，達到氣血暢流的效果。

Q13、用鼻子呼吸，還是用嘴巴呼吸？

用嘴巴呼吸，阻力較小，一進一出非常容易，若用鼻子呼吸，阻力稍大一點，對於肺部的變化，牽涉到肺部解剖學的構造。肺部是左二右三，左邊二葉，右邊三葉，它像兩個氣球在胸腔內，藉由橫膈膜和胸部的輔助肌肉，來產生胸腔裡面的負內壓，利用負內壓，使這兩個氣球慢慢地擴張。氣球擴張的速度決定於負內壓的強度、空氣進來的阻力，以及肺組織的柔軟度，如果用鼻子呼吸，空氣進來的阻力比較大，肺部擴張的速度比較慢；如果用嘴巴呼吸，空氣進來的阻力比較小，肺部的擴張可以很快地變大，也可以很快地縮小，這是它們兩個之間的差別。

在空氣比較汙濁的地方，例如在交通頻繁的馬路上，用鼻子呼吸會比較好，因為有鼻毛和鼻黏膜來過濾空氣中的異物，用嘴巴呼吸就沒有這種功能，如果是在公園內空氣非常好、早晨空氣新鮮，可以用嘴巴呼吸沒有問題，肺部的擴張會比較舒暢。

Q14、腹式呼吸、胸式呼吸有什麼不同？

腹式呼吸是橫膈膜往下降，主要擴張的肺葉為下半部，當血液送到肺部裡，下半部的肺葉可以與空氣獲得較好的交換。腹式呼吸屬於下腔靜脈血液回流受阻，隨著阻力的變大，更多的組織液會滲透到腹部組織裡。相同的，胸式呼吸主要擴張的肺葉為上半部，屬於上腔靜脈血液回流受阻，更多的組織液會滲透到腦部裡。

側拉身

Q15、是否一定要先做右側拉身或左側拉身？

無所謂，習慣就好。

Q16、做側拉身時，為何要求兩腳平行？

如此拉鬆腰椎、胸椎、頸椎等效果才可發揮出來，若是按照經絡的原理，膽經與小腸經會受到比較好的刺激，但是西醫並無此理論。

Q17、做側拉身時，身體可否往前傾或往後仰？

一開始要避免往前傾或往後仰，要求自己做到身體好像「扇子成面狀似的，緩慢地往右側或往左側打開」，以達到拉鬆腰椎、胸椎、頸椎等效果。等到習慣了，可以前傾或後仰，拉不同的筋骨與肌肉。

Q18、做側拉身時，以何種呼吸方式為佳？

胸式呼吸。

Q19、做拔骨時，為何要求兩腳平行？

如此拉鬆全身關節的效果才可發揮出來。讀者可自行比較兩腳平行與兩腳沒有平行的變化。

拔骨

Q20、拔骨分左手及右手在上有何目的？

只是方便記憶，左手在上是左轉90度，右手在上是右轉90度。

Q21、做拔骨時，吸氣吸得滿滿的，左轉或右轉90度，呼氣下腰旋轉360度，兩腳是否要打直？若不需要以何種姿勢較佳？

不需打直。進行左側拔骨，左轉90度下腰時，左腳先打直，屈右膝；旋轉360度後，屈左膝，右腳打直，右側拔骨則是左右相反。

Q22、左（右）拔骨進行到面朝向右（左）邊，其目的何在？

目的是鬆胯，前者讓左胯拉鬆，後者讓右胯拉鬆。

Q23、做拔骨時，以何種呼吸方式為佳？

胸式呼吸。

倒轉乾坤

Q24、倒轉乾坤，除了進行蹲功時，強調運用「吸滿呼盡法」之外，其過程中是以胸式或腹式呼吸法？

腹式呼吸較好。

太極起式

Q25、做太極起式時，如何消除膝蓋疲累的感覺？

屈膝下按時，膝蓋彎曲的幅度不超過腳尖，比較不累。或可以只做手的部分，腳可以打直。

Q26、太極起式中，吸氣上提與呼氣屈膝下按時，雙手的最高點與最低點各為何較有效果？五隻指頭是否需要往上擺動或往下擺動？

「上提」雙手的最高點，不超過肩膀；「屈膝下按」，雙手的最低點，沒有一定的限制，自然即可。五隻指頭不需要上下擺動。

站樁抱球

Q27、進行站樁抱球有一段時間了，為何還是沒有氣感出現，這是什麼原因呢？

先檢查肩、肘、腕，是否放鬆，是否呈現鈍角的彎曲，以免血流不順暢，意念是否集中於食指與中指中間，若以上都有做到，應該容易有氣感才對，如果仍然沒有，繼續檢視食指與中指中間，是否夾得或繃得太緊，亦即鬆得不夠，不斷地檢視，不斷地放鬆，氣感自然會出現。

Q28、頭部附近有沒有球？

有。在下巴與頸部中間有一顆球，收下顎夾球，頸部微縮。口腔中，於上下顎中間，左右各一顆球，用來放鬆兩頰的肌肉。

Q29：做站樁抱球一下子就感覺腿酸，呼氣、調息及坐球都無效，這是什麼原因呢？

有可能還沒抓到訣竅，當吸氣吸滿時（用腹式呼吸），意念集中在雙腿，呼氣時，讓氣血灌注雙腿繃緊的肌肉，多做幾次，就會獲得改善。若不見改善，可稍微站起來，以減輕膝蓋的壓力。

雲手

Q30、做雲手時，如何配合呼吸？

在「抨」與「按」時呼氣，在「提」與「轉」時吸氣，或發勁時呼氣，發勁之前吸氣。

Q31、做雲手「立身中正」此一動作時，眼睛要自然平視何處？

自然往前方平視，但是在左轉身或右轉身時，眼睛要注視著同側的食指。

Q32、如何做到雲手「對拉拔長」的要領？

雙手在「提、抨、轉、按」的動作變化中，在左「抨」與右「按」或右「抨」與左「按」時，做到「對拉拔長」。當頭往上頂，臀部往下墜時，也是在對拉。

Q33、如何體會雲手「上身虛」、「中身靈」、「下身實」的境界？

「上身虛」代表頭部、頸部至肩膀部分，盡量放鬆用意不用力，有虛靈自然的感覺；「中身靈」代表腰胯要靈活；「下身實」代表所有的力量來自雙腳，越做越踏實。

其他

Q34、怎麼理解氣功中的「氣感」，它是憑空冒出的嗎？

練氣功者所追求的「氣感」，看似玄妙，實則不然。這些都是生理現象，可以用西醫的學理來加以解釋的，如：溫熱感，指的是身體末梢（特別是手腳）或全身感覺溫暖舒適，這是由於練氣功之後，血流慢慢地往四肢分布，致使身體各部位的溫度能與心臟的溫度（攝氏37°C）趨於一致性；酸麻感，是由於末梢神經受到刺激，送訊號到大腦而產生的；脈動感，則是來自於末梢血管的擴張；最後當末梢血管擴張後，局部的血流量增加，組織液也增加，因而產生腫脹感。

有些氣功師喜歡請對方的手放在他的兩掌之間，讓對方感覺有氣穿過去或溫熱感，這是因為練氣功者，他的末梢神經，包括運動神經、感覺神經被活化之後，細胞膜外圍的正電較一般人集中，因此特別能讓人察覺到變化。其次，因為身體末梢氣血運行，手指的體溫上升，使你冰冷的手特別容易感受溫度的差異。

Q35、氣感強等於功法強嗎？

氣感只是一種感覺，無所謂功法強或不強。氣感強，僅表示神經傳導的路徑順暢，能使末稍動脈很快達到擴張，覺知酸麻的存在而已，譬如：我平常可以用手來算我的心跳速度，這也是因為手氣旺盛的關係。

Q36、氣功可以治病嗎？

我並不主張氣功可以治病，因為它違反生理、物理，以及病理的基本原理，但可以肯定的是，氣功若用於個人養生上，絕對能大幅提升「治未病」，即防病於未然的可能性。

Q37、學氣功真能刀槍不入，擁有金剛不壞之身嗎？

既名之為槍，就是用來穿刺，既名之為刀，就是用來切割，所以沒有絕對的刀槍不入。刀槍不入，或許曾在武俠世界中流傳著，但在現世裡，則很難想像它的存在。希望大家練氣功是為了養生、保健、長壽，而不是為了擁有金剛不壞之身。

Q38、為何沒有去跟隨其他派別的氣功，而是自創養生功法？它和其他派別的氣功又有何不同？

氣血存在於每個人的身上，只要有辦法把它導引出來，就是一個很好的氣功方法，無所謂派別或自創，這套功法並不是我創的。我只是把太極拳揉身的動作加上三個太極拳式子放在一起，配合呼吸生理學的原理應用而得的一套方法，絕非自創。MBC養生功法最大的不同點在於對西醫醫理的詮釋。

第五章

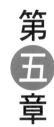

開班授課與學員心得分享

● 開班授課心路歷程
● 學員心得分享

開班授課心路歷程

二〇〇九年三月我向醫院請了一年的長假，回到心愛的故鄉……新竹竹東，想把自己所學回饋鄉里，與二弟溫碧誠熱烈討論之後，經由竹東農會推廣股王慧雪、李慶屏的幫忙，於三月四日在竹東二重埔麗景天下廣場，MBC養生功法正式在台灣登場，很快的消息傳遍了全竹東，媒體相繼報導，接下來在竹東五穀宮一場又一場的演講、示範，贏得鄉親們熱烈的迴響。

由於演講示範只有一到兩小時，無法讓人真的體會到養生功法的奧妙，因此有了正式開班的念頭，在幾位親友多方的奔走之下，終於在竹東的東孝社區活動中心正式開班授課，取名為東農班（成員多為竹東農會的幹部），主要對象是35～55歲，工作繁重，無暇照顧自己的中年人，屬試驗性的階段，課程設計的目標是以希望學員養成做此功法的習慣，共分成五個星期，每星期一次，一次一小時的課程，上課採投影教學15～20分鐘，先介紹觀念、學理，再來是動作示範、演練，唯一的要求是每天課餘的練習。因為一個好的習慣要真的建立與落實，需要很大的毅力與決心。

我在最後一堂課特地安排了總複習及學員表演，之後有一簡單的問卷調查和結業式，重點在了解學員們的學習心得，以做為這套養生功法的參考。由於獲得東農班學員們一致的好評，因此又加開了菩提班，在五月一共結束了兩個班次的授課。在這過程中，真切地體會到所謂的教學相長，學員提出的問題，使我受益良多。由衷感謝這些學員的回答，促成我繼續推廣養生功法的決心。問卷內容及成果請見附圖。之後是一些學員以及過去在美國有聽過授課者的心得分享，也在此一併拿出來與讀者諸君分享。

東農班

Radar Chart

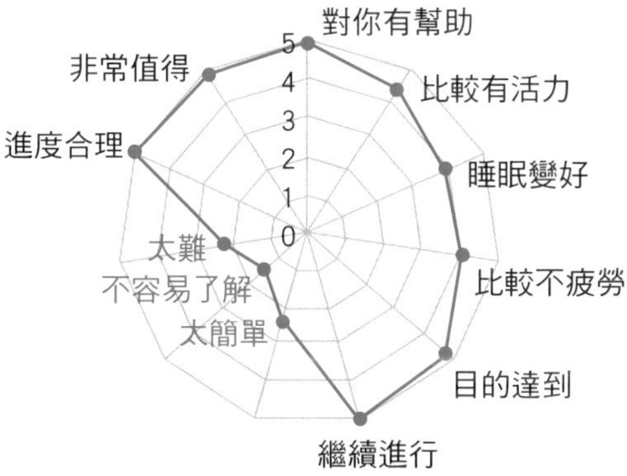

註：東農班人數16人，問卷填寫14人。

菩提班

Radar Chart

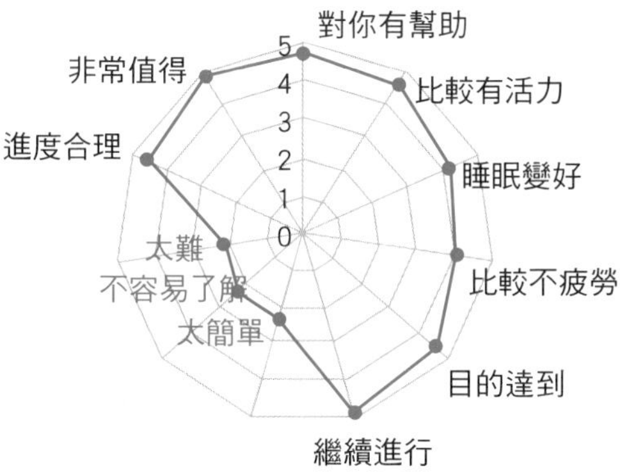

註：菩提班人數16人，問卷填寫15人。

MBC養生功法　意見調查表

感謝你真誠的回答，使我們有更正確、客觀的認知。

請用數字1～5表示你的意見：1一完全不同意，2一不太同意，3一沒意見，4一部分贊同，5一完全贊同。

1、你覺得這套養生功法對你有幫助？（1　2　3　4　5）

2、你覺得這個套養生功法對你的幫助在哪裡？

比較有活力（1　2　3　4　5）

睡眠變好（1　2　3　4　5）

比較不疲勞（1　2　3　4　5）

其他 ______________________________

3、你覺得參加這套養生功法的目的達到了嗎？（1　2　3　4　5）

4、你覺得這套養生功法應該繼續進行？（1　2　3　4　5）

5、你曾經在進行這套養生功法時得到運動傷害嗎？

有（在哪一個部位 __________）　沒有

6、你覺得這套養生功法太簡單？（1　2　3　4　5）

7、你覺得這套養生功法不容易了解？（1　2　3　4　5）

不易了解的部分為：______________________________

____

8、你覺得這套養生功法太難了（1　2　3　4　5）

最難的部分：______________________________

____

9、你覺得這套養生功法進度合理（1　2　3　4　5）

10、你覺得參加這套養生功法非常值得？（1　2　3　4　5）

11、你覺得這套養生功法和其他運動不同的地方在哪裡？

____

12、你對溫醫師的建議：

____

____

學員心得分享

這幾年來，養成不良的飲食習慣，常常邊做事邊進食，造成慢性胃腸不順、肚脹便祕。經過溫醫師傳授ＭＢＣ養生功法六式，每天早晚鍛鍊，兩、三個月後，肚脹消失，便祕改善，意外地，也增進了睡眠的品質。

——吳俊德，邁阿密南佛州環境汙染處理公司副總裁

因緣際會跟溫醫師學過ＭＢＣ養生功法，我覺得非常適合現代忙碌的工作族群，特別是入門功法六式，簡單卻涵蓋了全身的運動，而且隨時隨地都可練習，尤其值得推薦給大家。

——簡宜伸，邁阿密大學席爾維斯特癌症中心會計部

配合呼吸，醫師的養生功法能充分伸展軀體，猶如瑜珈暖身之效。後三式更有安定

神經，增進睡眠品質及消解疲勞的奇效，個人從中獲益良多。

——陳仁祥，邁阿密大學醫學院生理及生物物理系博士後研究員

有幸經由溫醫師指導ＭＢＣ養生功法，簡單的幾個招式，讓經常手腳冰冷的我，在練習一段時間後，特別能感受到一股暖流運行到指尖，逐漸達到將寒氣逼退的效果。這是一個很好的保養健身運動，不須太大場所，家裡就可以做，而且不須任何設備，隨時想到就可以做，達到即時即地養生健身的效果。

——黃陳陽，曾任職中船工程師

我以前常畏懼長途駕車，只因容易疲倦，甚至打起瞌睡來。

溫醫師於二〇〇八年五月應邀到洛杉磯客語生活座談會，與諸多鄉親分享養生功法。我個人深感認同其解說，便經常練習呼吸吐納與側拉身的動作。尤其是在開車時，雙手緊握方向盤做深呼吸，遇到紅燈時作雙手交叉向上拉身。眼睛立時明亮，而精神頓然暢順，我的親友均訝異我從未再視長途驅車為畏途呢！

感謝溫醫師指點，建議大家不妨試試多加練習。

希望園區讀書會兩度邀請溫碧謙醫師蒞臨新竹科技生活館，為夥伴們分享實用的養生功法，獲得熱烈迴響，在此強烈推薦，認真學習！

——許正龍，美國洛杉磯惠美壽茶業公司董事長

——嚴守仁，北極星知識工作股份有限公司董事長

我去學過溫醫師MBC養生功法、聽過溫醫師演講，我覺得相當值得，因為動作簡單易學，不受時間、場地、人數影響，隨時隨地，想到就可以來一段呼吸吐納法，譬如上了一上午的班，中午休息時，坐在椅子上，閉上眼睛，用「呼吸吐納法」讓全身肌肉放鬆，思緒沉澱，全身微微發熱，不但可以消除疲勞，甚至感覺血壓好像降低了。假日與朋友去爬山，在山上休息時，就可以做側拉身、拔骨、倒轉乾坤、太極起式、站樁抱球、雲手等六個動作，配合呼吸，慢慢的做，剛中帶柔，柔中帶勁，從頭到腳都運動到了，溫醫師的養生功法，是一套值得大力推廣的運動。

——李文珠，竹東地區農會職員

因有幸擔任溫醫師在新竹希望園區讀書會的主持人而認識了溫醫師，也邀請他到本公司演講，因同仁參加踴躍，還連開了二場。溫醫師用生理學的角度分析呼吸吐納的效益，而吸滿呼盡法讓平常吸氣量不足的上班族覺得頭腦清晰，簡單的側拉身、拔骨等動作，牽動了全身的經絡，讓身體有放輕鬆的感覺。學任何養生法均要能持之以恆，而溫醫師的養生功法簡單易學，對上班族及年紀稍長者皆是極大的福音。

——張逸慈，盟立自動化公司財務經理

有緣和溫醫師在邁阿密相遇，並練習幾次ＭＢＣ養生功法。少年時曾學過幾年太極拳的我，對招式和丹田呼吸仍不陌生，但溫醫師用醫學觀點來闡述太極拳和氣功的方式，卻令人佩服不已，好似又復習了一遍生理學，也讓學習ＭＢＣ氣功的學員，除了身體力行體會感受，又多了學理的輔助，能在養生之路上獲益精進。

——黃啟誌，桃園林口明揚診所院長

去年初參加旅美放射腫瘤科名醫溫醫師在竹東辦的氣功養生研討會，他以自己西醫專業的背景，走入中國傳統的氣功養生，並親身體驗氣功的功效，為氣功加上科學的註解，著實讓人感佩，我當場就決定要成為ＭＢＣ養生功法班的一員。

練ＭＢＣ養生功法至今約八個月，感覺肢體柔軟度增加，走起路更覺輕盈穩健，尤其腰部比較不會酸痛。對於經常下背痛的現代人，不啻為一個很好的保健方法。另外，氣血循環也變好了，朋友看到我臉上紅潤的氣色，全都興致勃勃，也想要學呢！千萬別猶豫，有醫師掛保證的養生功法，等你來親身驗證。

——鄭永傳，前清華大學退休教授

第一次見到溫碧謙醫師是在巴西舉辦的全美客家會，初次見面覺得他溫文儒雅、笑容親切，加上溫醫師與吾家淵源頗深，因此對他留下了深刻的印象。

再次見到溫醫師是由大華府區客家同鄉會所舉辦的「溫醫師ＭＢＣ養生功法座談會」，特邀溫醫師到華府與鄉親分享養生的心得。溫醫師從醫師專業訓練及多年浸淫醫學的經驗，提出了非常特殊的見解，包括呼吸吐納時氧氣在生理的循環所扮演的重要角色、獨創的ＭＢＣ養生功法等。內容豐富，言簡意賅，配合投影機、幻燈片等，做深入淺出的說明，鄉親都覺得收穫豐盛，受益匪淺。

我好奇地根據溫醫師的養生功法，實地做了幾天的練習，但覺神清氣爽，容光煥發，真是值得多多練習的好養生操。溫醫師本人更因習作多年，不但頭髮烏黑濃密，精神抖擻，而且駐顏有術，不得不相信此養生操的功效。

在此與諸位分享經驗，希望帶給大家愉快健康的美好人生，莫辜負了溫醫師的美意。

——張芬瑩女士，大華府地區客家同鄉會前會長

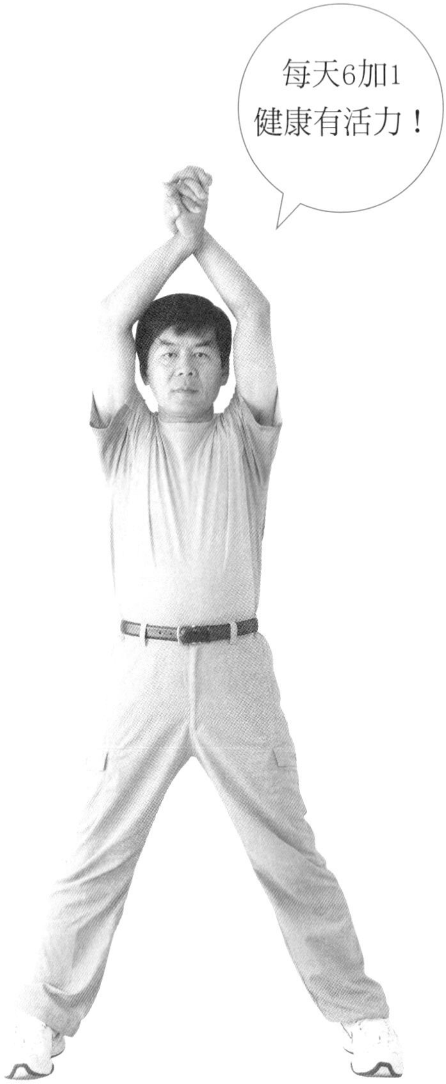

溫醫師MBC養生功法推廣活動紀錄

日期	地點	活動內容
2007年 01月24日	美國佛羅里達州 邁阿密	演講、動作示範與演練
2007年 07月06～ 09日	美國東南區台灣 人夏令會Carnival Fascination 豪華郵輪上	動作示範
2008年 06月04日	台灣高雄 醫學大學	演講、動作示範與演練
2008年 12月14日	美國馬利蘭州 大華府地區	演講、動作示範與演練
2009年 03月04日	台灣竹東 麗景天下	動作示範與演練 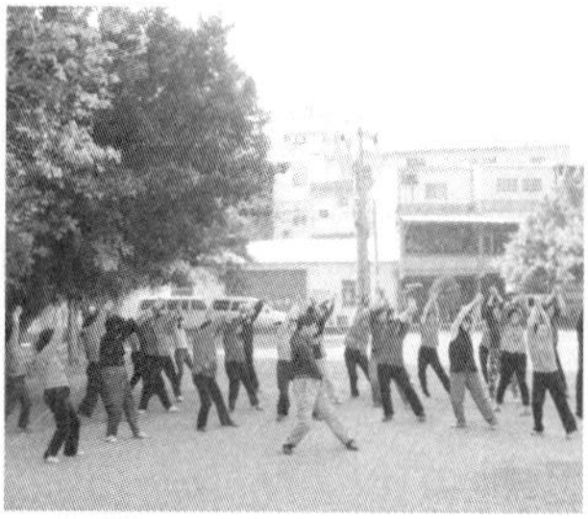

日期	地點	活動內容
2009年 03月06日	台灣竹東五穀宮	介紹觀念、學理、 動作示範與演練
2009年 03月16日～ 04月13日	台灣竹東 東孝社區 （東農班）	動作示範 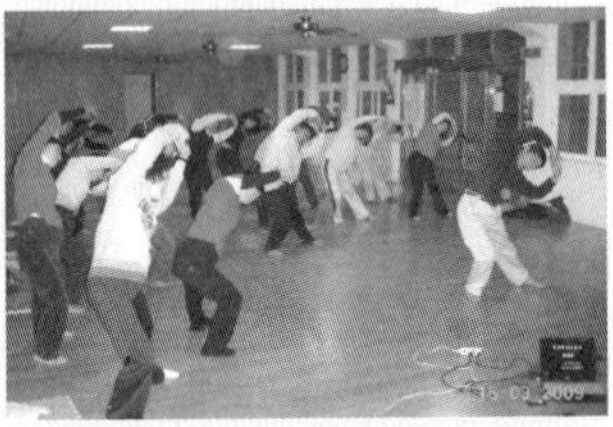
2009年 03月20日	台灣竹東 中山社區協會	介紹觀念、學理、 動作示範與演練 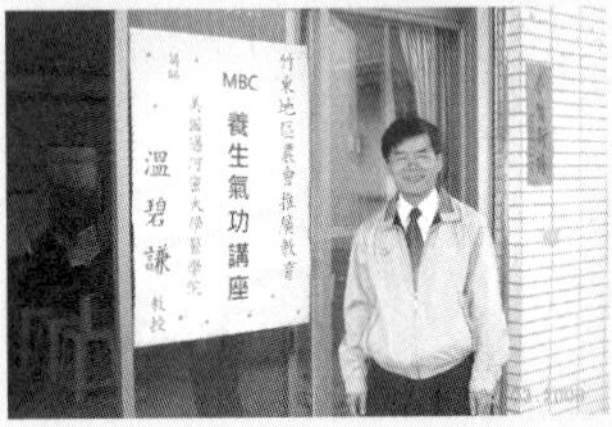
2009年 03月31日	台灣瑞軒科技	介紹觀念、學理、 動作示範與演練 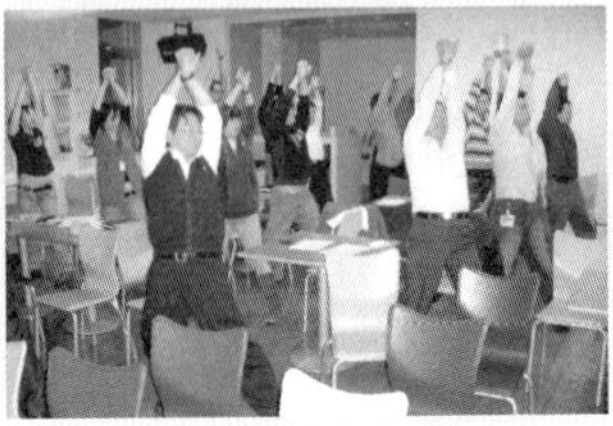

日期	地點	活動內容
2009年 04月15日	台灣和信 腫瘤醫院	介紹觀念、學理、 動作示範與演練
2009年 04月16日～ 05月11日	台灣竹東 東孝社區 （菩提班）	介紹觀念、學理、 動作示範與演練 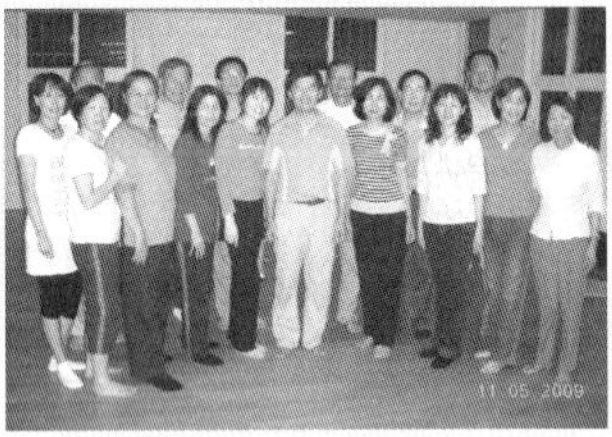
2009年 04月21日	台灣友達光電	介紹觀念、學理、 動作示範與演練 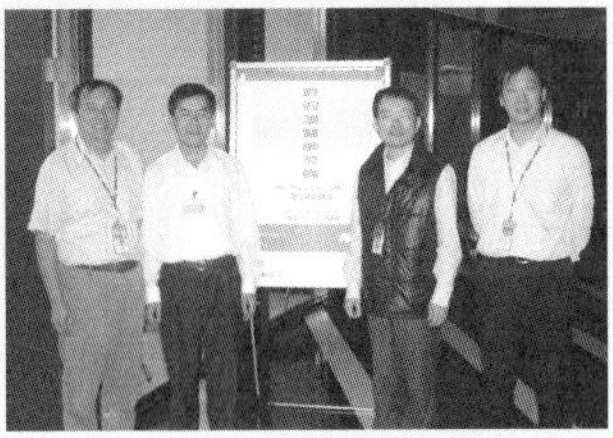
2009年 04月28日	台灣高雄科技大 學、嘉南藥理 科技大學	介紹觀念、學理、 動作示範與演練

日期	地點	活動內容
2009年 04月29日	台灣國立 高雄師範大學	介紹觀念、學理、 動作示範與演練 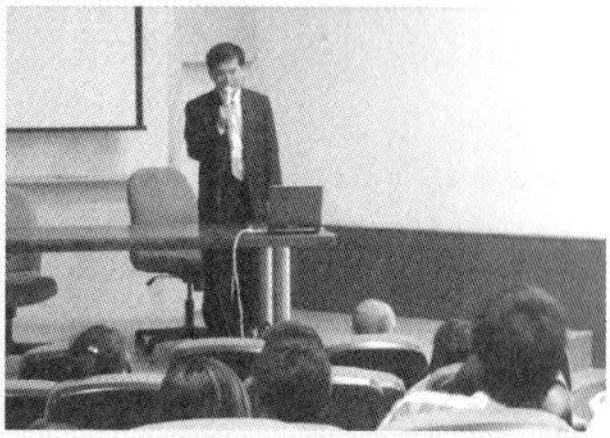
2009年 05月06日	台灣竹東 上館國小	介紹觀念、學理、 動作示範與演練 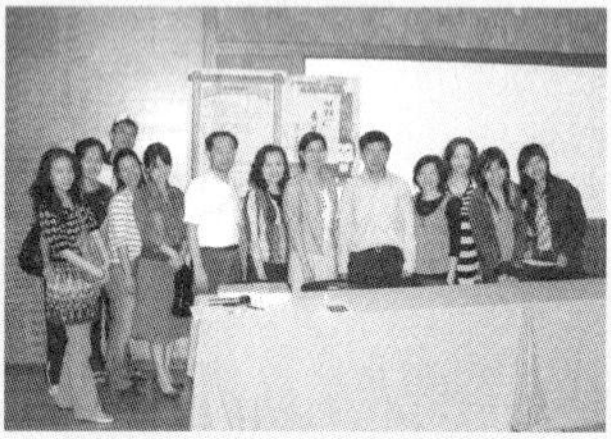
2009年 05月07日	台灣新竹園區 科技生活館	介紹觀念、學理、 動作示範與演練 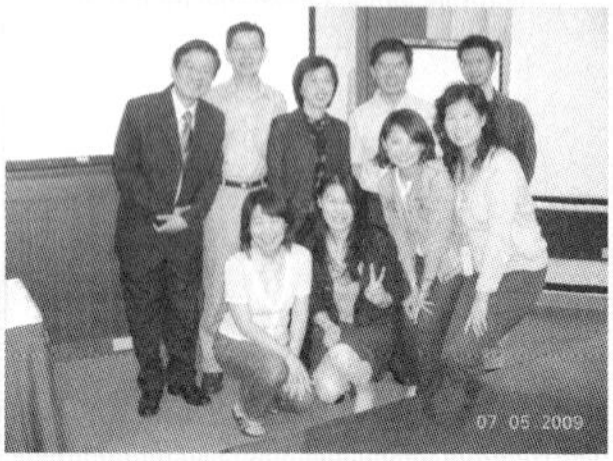

日期	地點	活動內容
2009年 05月12日	台灣竹東農會 家政班	介紹觀念、學理、 動作示範與演練
2009年 05月12日	台灣新竹園區 盟立自動化	介紹觀念、學理、 動作示範與演練 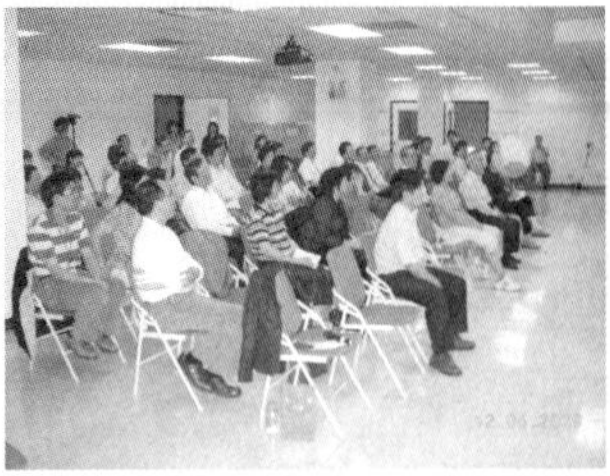
2009年 05月21日	台灣新竹園區 盟立自動化	呼吸吐納與指導動作
2009年 06月29日	美國加州洛杉磯	演講、動作示範與演練
2009年 07月09～ 12日	加勒比海 Carnival Destiny 豪華郵輪上	動作示範

日期	地點	活動內容
2009年 09月12日	美國佛羅里達州 邁阿密	演講、動作示範與演練 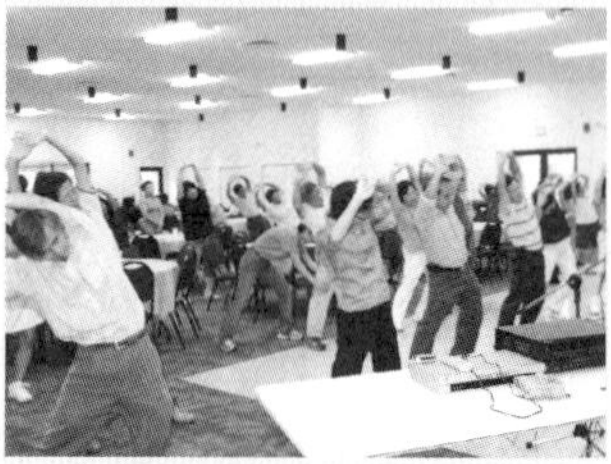
2009年 10月06日	台灣國立 交通大學	介紹觀念、學理、 動作示範與演練
2009年 10月14日	台灣中華郵政 新竹郵局	介紹觀念、學理、 動作示範與演練 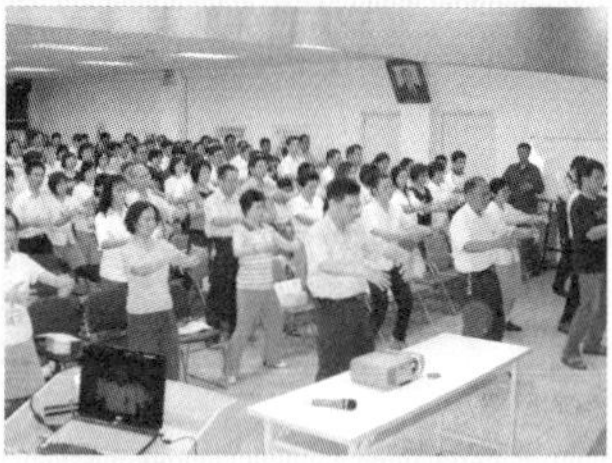
2009年 10月15日	台灣新竹園區 科技生活館	介紹觀念、學理、 動作示範與演練
2009年 10月17日	台灣新竹縣智協	介紹觀念、學理、 動作示範與演練

日期	地點	活動內容
2010年 01月29日	美國大華府 客家同鄉會 （華盛頓DC）	演講、動作示範與演練
2010年 02月27日	美國休士頓 “全美華人 中醫協會” 年度學術演講	演講、動作示範與演練 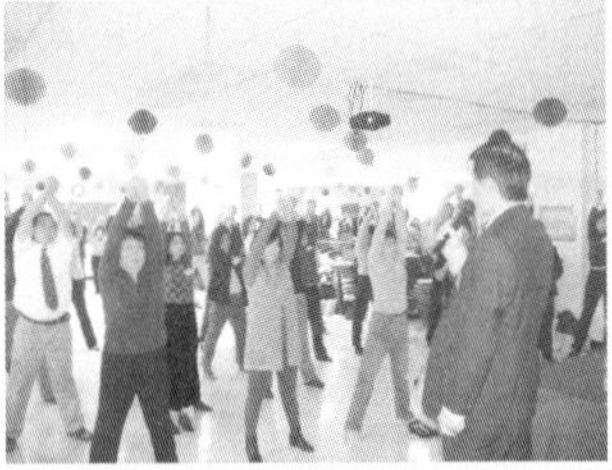
2010年4月 15～18日	加拿大多倫多	演講、動作示範與演練 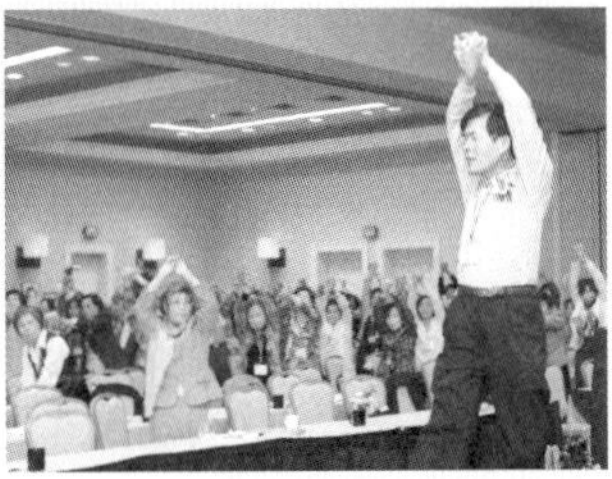

國家圖書館出版品預行編目資料

溫醫師MBC養生功法/溫碧謙作.--初版.--
台北縣中和市：大樹林,2010.05
面；公分.--（名醫健康書；17）
ISBN 978-957-0403-90-9（平裝附光碟片）
氣功2.養生
413.94 99006661

系列／名醫健康書17
書名／溫醫師MBC養生功法
作者／溫碧謙
美編／上藝設計
排版／張慕怡
DVD拍攝／八立方製作有限公司
執行編輯／林巧玲
出版者／大樹林出版社
地址／新北市中和區中山路2段530號6樓之1
電話／(02)2222-7270・傳真／(02)-2222-1270
網站／www.guidebook.com.tw
E-mail／notime.chung@msa.hinet.net
■發行人／彭文富
■劃撥帳號：18746459■戶名：大樹林出版社
■總經銷／知遠文化事業有限公司
■地址／新北市深坑區北深路三段155巷23號7樓
電話：(02)2664-8800・傳真：(02)2664-0490
初版五刷／2015年5月
ISBN／978-957-0403-90-9
定價／300元
Printed in Taiwan

感謝：
新竹縣觀光旅遊處提供協助DVD拍攝（新竹縣竹東鎮：竹東之星與河濱公園）
葦城竹簾工廠 提供協助

模特兒：尤立貝拉工作室Sherry（02-2203-2472）

廣告回信
板橋郵局登記證
板橋廣字第676號
（免貼郵資）

大樹林出版社
BIG FOREST PUBLISHING CO., LTD.

地址：23557
台北縣中和市中山路二段530號6F-1
讀者服務電話：（02）2222-7270

★填好資料後請沿線裝訂，即可成為教育之友會員，並不定期收到e-mail新書快訊！

請沿此虛線剪下，對折裝訂寄回，謝謝！

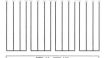

書　　名：	溫醫師MBC養生功法
姓　　名：	
性　　別：	□男　□女
出生日期：	年　　月　　日
電　　話：	
E-mail：	
通訊地址：	□□□
學　　歷：	□研究所　□大學　□專科　□高中（職）　□國中
職　　業：	□商　□工　□學生　□公家機關　□自由業　□其他

★購書地點：＿＿＿＿＿＿＿書局＿＿＿＿＿＿分店

★從何處知道本書：□逛書店　□朋友介紹　□廣告DM　□其它

★您希望本社能出版哪些書籍（可複選）：

□醫療保健　□美容保養　□占卜命理　□餐飲美食　□精緻手工藝

□女性生活　□彩妝沙龍　□其它（請自由發揮）

★您對本書的意見：

內　　容	＿＿＿＿	1.豐富	2.尚可	3.再加強
版面設計	＿＿＿＿	1.滿意	2.尚可	3.改進
編　　輯	＿＿＿＿	1.滿意	2.尚可	3.改進
價　　格	＿＿＿＿	1.偏高	2.可接受	3.偏低

★您的建議：